# 実地医家のための
# 炎症性腸疾患診療マニュアル
## ―昔の常識・今の非常識―

群馬県立がんセンター副院長
澤田 俊夫 著

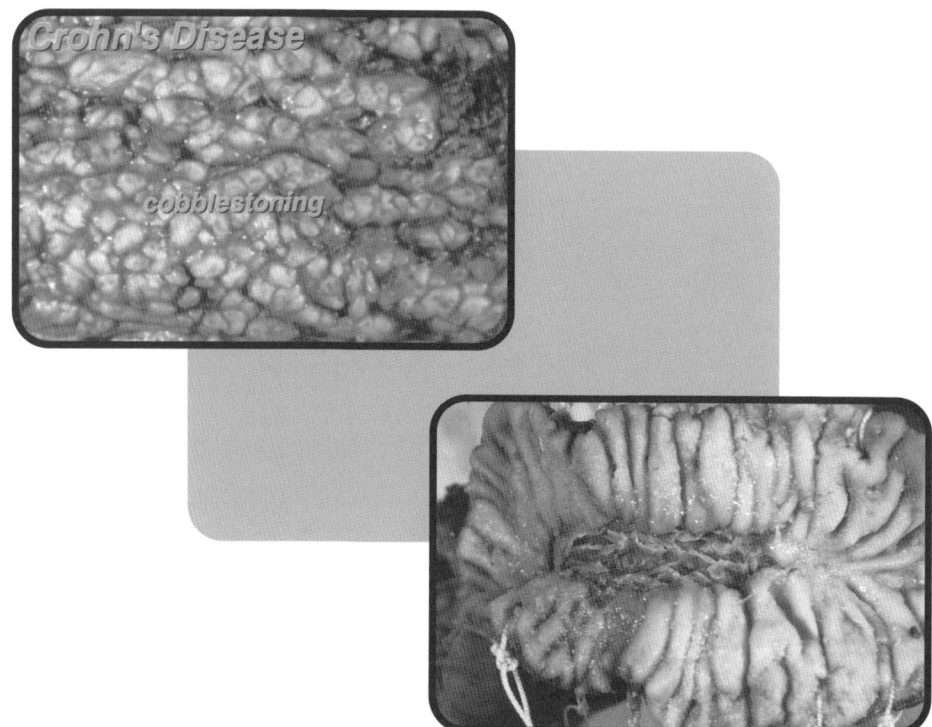

株式会社 新興医学出版社

# 序　文

　潰瘍性大腸炎とクローン病，この謎に充ちた腸管の炎症性疾患に関する成書は沢山あり，かつ毎年といっていいぐらい新しいものの出版があります．IBDをできるだけ多くの医師に理解してもらい，患者を救う一助にして欲しいという研究者の希いが本という形をとってあらわれていると思います．

　その数多ある成書の中で，本書「実地医科のための炎症性腸疾患診療マニュアル―昔の常識・今の非常識―」の特徴は何か．実際の臨床に長年たずさわってきた著者が，これまで多くの研究者が積重ねてきた知識・経験を整理し，何が真実か，何が重要かを明らかにしている点にあります．著者である澤田俊夫先生は難治性炎症性腸管障害の厚生省班会議（武藤徹一郎班長）の事務局長を長年務め，現在（下山孝班長）も班友であり，この方面の幅広い知識と外科を中心とした臨床経験が深く長い方です．

　群馬県の病院に赴任するや，内科，外科を問わず県内の多くの医師から相談を受け，また癌専門病院であるにも拘わらず，IBDの重症患者がおしかけるという現象が生じています．知識に加えて，親身になって患者に接する姿勢がおのずからにじみ出ているからです．

　その澤田博士が，満を持して渾身の力をふるって成したのが本書です．大部の著作ではありませんが，それだからこそ細部にまで目が行き届き珠玉のような成書となっています．手にとって通読して下さい．読み易い本です．初心者でも何回かひもとく内にこの分野のoutlineがつかめスタート台に立つことができます．経験ある人は本書によって軌道修正をすることが可能です．

　自信をもっておすすめできる成書です．

2001年9月11日

長廻　紘

# 目　次

## Ⅰ．一般的事項 …………………………………………………………………1
### 1．炎症性腸疾患（IBD）とは ……………………………………………1
　　1）広義の炎症性腸疾患 …………………………………………………1
　　2）狭義の炎症性腸疾患 …………………………………………………1
### 2．定義 ……………………………………………………………………2
　　1）潰瘍性大腸炎（UC）…………………………………………………2
　　2）クローン病（CD）……………………………………………………2
### 3．炎症性腸疾患は増えている …………………………………………3
　　1）医療受給者証交付件数 ………………………………………………3
　　2）有病率と罹患率 ………………………………………………………5

## Ⅱ．潰瘍性大腸炎 ………………………………………………………………6
### 1．分類と定義 ……………………………………………………………6
　　1）頻度 ……………………………………………………………………6
　　2）重症度・激症診断基準 ………………………………………………7
　　3）臨床経過分類（定義）………………………………………………7
　　4）臨床像の進展様式 ……………………………………………………8
　　5）難治性潰瘍性大腸炎（定義）………………………………………8
### 2．診断－UC を疑ったら－ ……………………………………………9
　　1）鑑別診断 ………………………………………………………………9
　　2）大腸内視鏡検査 ……………………………………………………10
　　3）内視鏡的活動度診断 ………………………………………………11
　　4）生検組織診断 ………………………………………………………12
　　5）注腸造影検査 ………………………………………………………12
　　6）血液検査 ……………………………………………………………13
### 3．治療 …………………………………………………………………13
　　1）内科的治療の原則 …………………………………………………13
　　2）薬物療法 ……………………………………………………………13

*1*

- (1) サラゾピリン・ペンタサ ……………………………………………………14
- (2) ステロイド剤 ……………………………………………………………14
- (3) 免疫抑制剤 ………………………………………………………………15
- (4) その他 ……………………………………………………………………15
- 3) ステロイドの投与法 ……………………………………………………………15
  - (1) 投与経路 …………………………………………………………………15
  - (2) 投与量の決定 ……………………………………………………………16
  - (3) ステロイドパルス療法 …………………………………………………16
  - (4) アンテドラッグ（ニューステロイド）………………………………16
- 4) 外来治療か入院治療か …………………………………………………………17
  - (1) 外来・入院治療の選択 …………………………………………………17
  - (2) 軽症・中等症の治療（外来治療）……………………………………17
  - (3) 中等症・重症の治療（入院治療）……………………………………18
  - (4) 重症の治療（入院治療）………………………………………………18
  - (5) 激症の治療（入院治療）………………………………………………19
  - (6) 重症・激症例の検査，監視 ……………………………………………20
- 5) 新しい治療法 ……………………………………………………………………21
  - (1) ステロイド剤の種類と投与法（DDS：Drug Delivery System）………21
  - (2) 白血球除去療法 leucocyte-apheresis（LCAP）
    顆粒球除去療法 granulocyte-apheresis（GCAP）……………………21
  - (3) LCAP/GCAPの方法と成績 ……………………………………………22
  - (4) その他の薬物療法 ………………………………………………………22
- 6) 外科治療（手術）………………………………………………………………22
  - (1) 外科治療の適応 …………………………………………………………22
  - (2) 相対的適応（難治・腸管外合併症）…………………………………23
  - (3) 術式 ………………………………………………………………………23
  - (4) パウチ手術後の合併症（IAA/IACA（J-pouch））……………………26
  - (5) J-パウチ手術の長期予後 ………………………………………………26
  - (6) 潰瘍性大腸炎の根治療法 ………………………………………………27
- 7) 合併症 ……………………………………………………………………………27
  - (1) 大腸（腸管合併症）……………………………………………………27
  - (2) 腸管外合併症 ……………………………………………………………27
  - (3) ステロイド大量投与による合併症 ……………………………………28

(4) ステロイドの投与量・投与期間と合併症 …………………………28
　(5) ステロイド大量投与による副作用を予防するための手術適応 ………28
　(6) サラゾピリンの副作用 ……………………………………………29
　(7) サラゾピリンの男性不妊（精子異常）……………………………29
　(8) サラゾピリンの相互作用 …………………………………………29

# Ⅲ. クローン病 …………………………………………………………30
## 1. 分類と頻度 …………………………………………………………30
　1) 分類 …………………………………………………………………30
　2) クローン病活動度分類（重症度）…………………………………30
　　(1) IOIBD スコア（臨床的活動指数）………………………………30
　　(2) CDAI スコア ………………………………………………………31
　3) 頻度 …………………………………………………………………32
## 2. 診断ーCDを疑ったらー ……………………………………………32
　1) 症状・検査の要点 …………………………………………………32
　2) 診断を誤りやすい疾患 ……………………………………………33
　3) 診断基準と診断要領 ………………………………………………33
　4) 血液検査 ……………………………………………………………35
　5) 内視鏡所見 …………………………………………………………35
　6) 生検組織所見 ………………………………………………………36
　7) 切除標本所見 ………………………………………………………36
## 3. 治療 …………………………………………………………………37
　1) 内科的治療の基本原則 ……………………………………………37
　2) 栄養療法（標準療法）……………………………………………37
　　(1) 栄養療法の意義 …………………………………………………37
　　(2) 完全経腸栄養（TEN）と中心静脈栄養（TPN）………………37
　　(3) 経腸栄養剤の種類 ………………………………………………37
　　(4) 栄養療法の実際ー中等症・重症（急性増悪期）ー ……………38
　　(5) クローン病緩解維持食事療法 …………………………………39
　2) 薬物療法 ……………………………………………………………40
　　(1) ステロイド投与の適応 …………………………………………40
　　(2) 緩解維持療法および術後再燃防止・再発予防法（外来）……40
　　(3) 再燃・再発に対する治療 ………………………………………41

    3) 栄養療法の問題点 …………………………………………41
    4) 食品の選び方 ………………………………………………42
        (1) 食べてよい食品 ………………………………………42
        (2) できれば避けた方がよい食品 ………………………43
        (3) 避けた方がよい食品 …………………………………43
        (4) 食品に含まれる脂肪量 ………………………………44
    5) 新しい治療法 ………………………………………………44
        (1) 抗TNF-α抗体（Infliximab）………………………44
        (2) ステロイド剤の種類と投与法（DDS：Drug Delivery System）………45
        (3) 白血球除去療法 leucocyte-apheresis（LCAP）
            顆粒球除去療法 granulocyte-apheresis（GCAP）………45
        (4) その他の薬物療法 ……………………………………45
    6) 外科治療（手術）…………………………………………45
        (1) 外科治療（手術）の適応 ……………………………45
        (2) 狭窄形成術の術式と適応 ……………………………45
        (3) 狭窄形成術後の再燃・再手術率 ……………………46
        (4) 術後累積再発率／再手術率と生命予後 ……………46
        (5) 腹腔鏡補助下手術 ……………………………………47
        (6) 大腸型CDに対する外科治療 ………………………47
        (7) CD肛門部病変（痔瘻など）の手術 ………………48
        (8) 上部消化管CDの外科治療 …………………………48
    7) 合併症 ………………………………………………………49
        (1) 腸管合併症 ……………………………………………49
        (2) 腸管外合併症 …………………………………………49
        (3) 栄養障害とその原因 …………………………………49

## Ⅳ．癌化とサーベイランス …………………………………51
  1．頻度 ……………………………………………………………51
  2．リスクファクター ……………………………………………51
  3．サーベイランス ………………………………………………52

## Ⅴ．こんな時どうする（Q＆A）……………………………53
  1．潰瘍性大腸炎 …………………………………………………53

| | | |
|---|---|---|
| Q1 | 原因はどこまで分かっているのか | 53 |
| Q2 | UCがCDになることがあるか | 53 |
| Q3 | 下痢とUCの活動度は相関するか | 53 |
| Q4 | 心身症との関連は―ストレスは発症の引き金となるか― | 54 |
| Q5 | 検査間隔（内視鏡検査，注腸検査） | 54 |
| Q6 | 内視鏡検査の苦痛 | 54 |
| Q7 | ステロイドはなぜ効かなくなるのか | 55 |
| Q8 | ペンタサ6錠、プレドニン10mg／日の長期投与は妥当か | 55 |
| Q9 | 直腸炎の治療はどうする | 55 |
| Q10 | ステロネマの投与は | 55 |
| Q11 | 注腸すると痛がったり，直ぐ排出される場合にどうするか | 56 |
| Q12 | 緩解維持療法はいつまで続ける―サラゾピリン・ペンタサの内服 | 56 |
| Q13 | ニューステロイドとは何か | 56 |
| Q14 | ニューステロイドはどこで手に入れる | 57 |
| Q15 | ステロイド大量投与例の手術 | 57 |
| Q16 | 大腸全摘術（Jパウチ手術）後の注意点 | 57 |
| Q17 | 腹腔鏡下手術の適応と実際 | 58 |
| Q18 | 食事との関係，食事の指導は | 58 |
| Q19 | ビール，ウイスキー，ワイン，日本酒は飲んで良いか | 58 |
| Q20 | 乳糖不耐症と食事 | 58 |
| Q21 | ステロイド大量投与と生理不順 | 59 |
| Q22 | 妊娠について | 59 |
| Q23 | 学童期患者の体育・運動について | 59 |
| Q24 | マラソンはよくないか | 60 |

## 2. クローン病 ······60

| | | |
|---|---|---|
| Q1 | 病因と遺伝子（IBD） | 60 |
| Q2 | 遺伝，感染について | 60 |
| Q3 | 痩せ細っているのは | 60 |
| Q4 | 腹痛のある時の食事は | 61 |
| Q5 | 検査間隔は | 61 |
| Q6 | ED療法時（TEN）の微量元素の欠乏と対策 | 61 |
| Q7 | クローン病（CD）手術後の注意点 | 62 |
| Q8 | 緩解維持栄養療法―EDは何パック必要か― | 62 |
| Q9 | 緩解期の食生活は | 62 |

Q10 漢方薬の有効性について（IBD）……………………………………62
Q11 妊娠，出産について……………………………………………………63
Q12 体を鍛えるための運動は………………………………………………63
Q13 学童期患者の体育・運動について……………………………………63
Q14 風邪薬の使用について（IBD）………………………………………63
Q15 薬剤長期投与の問題点（IBD）………………………………………63
Q16 障害者手帳はもらえるか（IBD）……………………………………63
Q17 厚生施設と職業訓練校（IBD）………………………………………64
Q18 生命保険への加入は（IBD）…………………………………………64
Q19 傷病手当金の支給（IBD）……………………………………………64
Q20 障害年金の支給（IBD）………………………………………………64
Q21 特定疾患の申請と継続申請（IBD）…………………………………65
Q22 見舞金制度（IBD）……………………………………………………65

おわりに ……………………………………………………………………………66

文献・要旨 …………………………………………………………………………67

索引（欧文・邦文）…………………………………………………………………71

# Ⅰ. 一般的事項

## 1. 炎症性腸疾患（IBD）とは

### 1）広義の炎症性腸疾患

　広義の"炎症性腸疾患"（inflammatory bowel disease：以下 IBD）は原因が特定されているもの（specific; bacterial, parasitic, viral, fungal, irradiation-induced, drug, chemical, food-related, miscellaneous）と原因が不明なもの（idiopathic, non-specific）を含む（Kirsner JB：Bockus Gastroenterology, 4th ed. Chap.124）[1]。

　特に（病態が慢性で）病原菌や原因が不明な疾患である点を強調する場合，(chronic) idiopathic inflammatory bowel disease（IIBD）という用語を用いることがある。学問の進歩により，この IIBD は病因や原因が解明されれば必然的に非特異性疾患ではなくなる（特異性疾患）。薬剤性大腸炎や虚血性大腸炎などはそのよい例である[2]。

### 2）狭義の炎症性腸疾患

　潰瘍性大腸炎（ulcerative colitis：以下 UC）とクローン病（Crohn's disease：以下 CD）の病因は未だ不明であるが，これらは一定の臨床病理学的特徴を有し，一つの疾患単位を形成している。そこで狭義の「炎症性腸疾患（IBD）」として UC と CD をまとめて取り扱うことが多い（特に欧米では）。本書では UC と CD をまとめて IBD と定義して用いることとした。また，UC にも CD にも分類できない IBD として indeterminate colitis も IBD に含まれる（Kirsner JB）[3]。

---

[1] 消化器病学のバイブル的教科書。消化器病学を志す医師は一度は通読すべき教科書。

[2] 日本における IBD の代表的教科書。大腸の炎症性疾患を網羅。是非一読を。

[3] IBD を専門とする医師には必ず読んでほしい教科書。

## 2. 定義

### 1）潰瘍性大腸炎（UC）

「主として粘膜・粘膜下層を侵す，大腸特に直腸の特発性，非特異性炎症性疾患（写真1，イラスト1）。30歳以下の成人に多いが，小児や50歳以上のものにもみられる。原因は不明で免疫病理学的機序や心理学的要因の関与が考えられている。通常血性下痢と種々の程度の全身症状を示す。長期にわたり，かつ大腸全体を侵す場合には悪性化の傾向がある」（医科学国際組織委員会 Council for International Organization of Medical Science：IOMS）。

ローマ時代からその存在は知られており（AD300），欧米では Wilks & Moxon が（1875）[4]，本邦では稲田（1928）[5]が最初に報告している。

### 2）クローン病（CD）

消化管（口腔から肛門まで）の全層を侵し，線維化・潰瘍を伴う肉芽腫性炎症性疾患（写真2，イラスト1）。IOMSの定義では「本疾患は原因不明で，主として若い成人にみられ，線維化や潰瘍を伴う肉芽腫性炎症性病変からなり，消化管のどの部位にも起こりうる。消化管以外（特に皮膚）にも転移性病変が起こることがある。原著では回腸末端を侵す（回腸末端炎 regional ileitis）と記載されたが，その後，口腔から肛門までの消化管のあらゆる部位に起こることが分かった。臨床像は病変の部位や範囲による。発熱，栄養障害，貧血，関節炎，虹彩炎，肝障害など全身性合併症が起こりうる。」となっている。Crohn, B.B.（1932）[6]の報告（一つの疾患単位として記載）が有名である。

---

4) 潰瘍性大腸炎としての最初の記載とされる（大腸の炎症の項で）。
5) 日本での最初の潰瘍性大腸炎の報告。この頃は数年に1例の症例報告程度。
6) クローン病を一つの疾患単位として記載した最初の論文として有名。

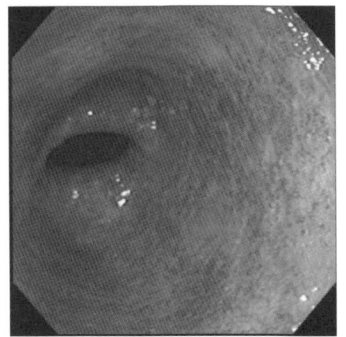
写真1

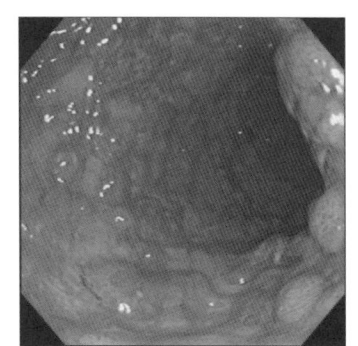
写真2

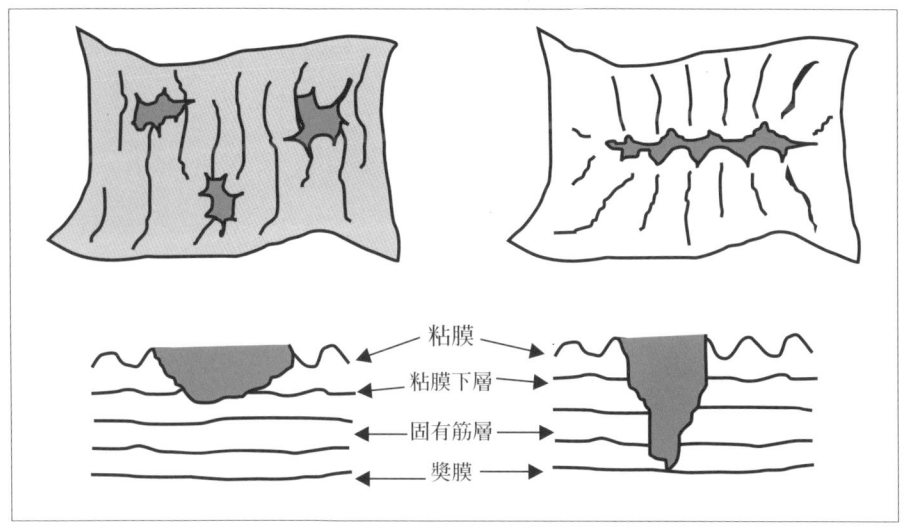

イラスト1　潰瘍性大腸炎とクローン病の特徴

## 3. 炎症性腸疾患は増えている

### 1）医療受給者証交付件数

　1999年医療受給者証交付件数からみるとUCは60631件，CDは18038件である（図1，2）。最近の10年間でおよそ3倍となっている。UCは毎年4000人増加（米国は100万人），CDは毎年15％増加（欧米は10倍の頻度）している。

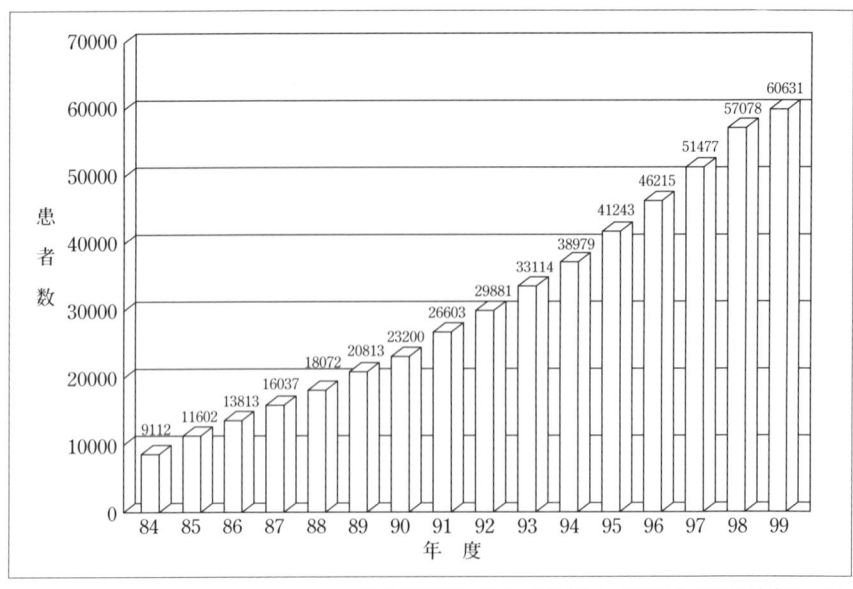

(厚生省疾病対策課：1999年度　医療受給者数交付件数より)

**図1　潰瘍性大腸炎登録患者数の推移**

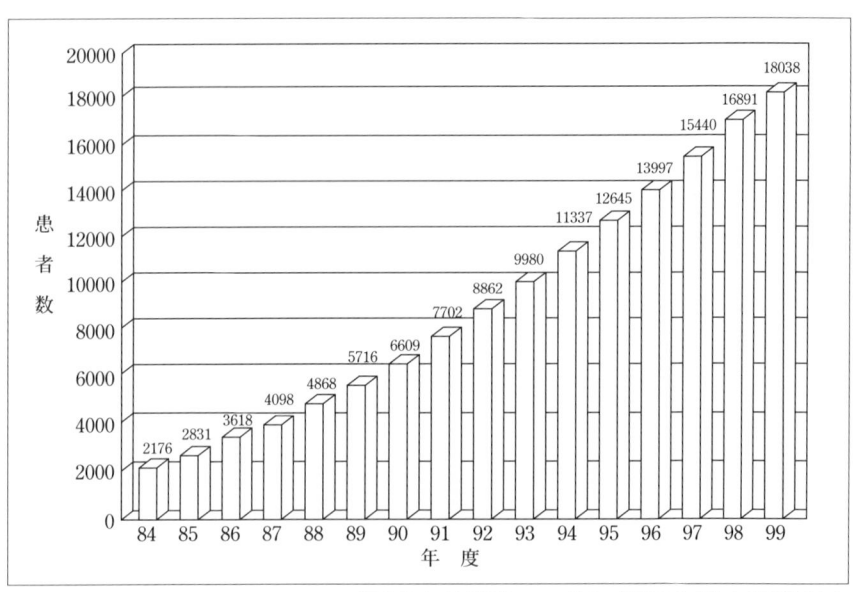

(厚生省疾病対策課：1999年度　医療受給者数交付件数より)

**図2　クローン病登録患者数の推移**

## 2) 有病率と罹患率

厚生省特定疾患難治性炎症性腸疾患調査研究班平成6年度研究報告書によれば[7]，UC，CDの人口10万人対の有病率は18.1，5.9であり，罹患率は2.0と0.5である（表1）。これは7年前のデータであるので，最近ではもっと増えていると推定できる。

[7] 有病率，罹患率などの全国疫学調査報告と各種アンケート集計が報告されている。

表1 推計患者数，有病率，罹患率

|  | 潰瘍性大腸炎 | クローン病 |
|---|---|---|
| 推計患者数<br>（平成3年度） | 22,300<br>(20,700—23,800) | 7,200<br>(6,400—8,000) |
| 有病率<br>（人口10万対）♂<br>♀ | 18.12<br>18.70<br>17.17 | 5.85<br>7.94<br>3.83 |
| 罹患率<br>（人口10万対）♂<br>♀ | 1.95<br>2.23<br>1.68 | 0.51<br>0.71<br>0.32 |

厚生省特定疾患難治性炎症性腸疾患調査研究班平成6年度研究報告書による

# Ⅱ．潰瘍性大腸炎（UC）

潰瘍性大腸炎（UC）と診断したからには，発症時年齢，症状・所見の記載は勿論のこと，以下に示す病型（病変の拡がり），病期，重症度，臨床経過，肉眼型を記載しておかなければならない。発症時，診断時，治療時点での変化を把握しておくことが大切である。

## 1．分類と定義

### 1）頻度

表2のように分類される。

厚生省特定疾患難治性炎症性腸疾患調査研究班平成6年度研究報告書によれば（778例）[7]，診断時病型で最も多いのは全大腸炎型（37.9％）であり，次いで左側大腸炎型（31.9％），直腸炎型（29％）の順である。重症度では軽症が最も多く（35.5％），中等症（14.8％），重症がこれに続く。また，臨床経過では再燃緩解型が大部分（71.3％）を占める（図3）。但し，このデータはあくまでも診断時

7) 前出

### 表2　潰瘍性大腸炎の分類

| | |
|---|---|
| 病変の拡がり（病型） | ①全大腸炎　②左側大腸炎<br>③直腸炎　④区域性大腸炎 |
| 病期 | ①活動期　②緩解期 |
| 重症度 | ①軽症　②中等症　③重症<br>④激症 |
| 臨床経過 | ①再燃緩解型　②慢性持続型<br>③急性電撃型　④初回発作型 |
| 肉眼所見 | ①偽ポリポーシス型<br>②萎縮性大腸炎型　③混合型 |

＊慢性持続型は初回発作より6カ月以上活動期

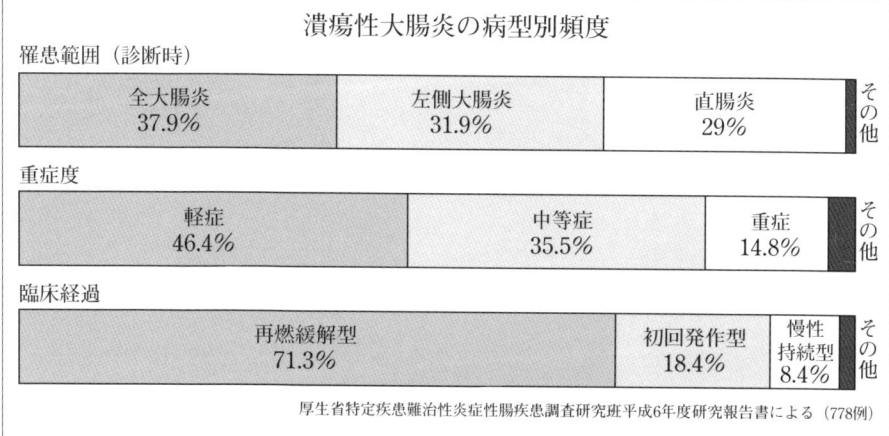

**図3 潰瘍性大腸炎の病型・重症度・臨床経過別頻度**

の病型であり,しかも施設が限られているので一定のバイアスを有する。

### 2) 重症度・激症診断基準

表3に示すTruelove & Wittsの重症度診断基準[8]が用いられる。なかでも排便回数と顕血便の有無が重要である。この分類は中等症の比率が高いという問題点があり,最近では内視鏡所見を取り入れた分類(Sutherland分類[9])やスコア化した分類(Seo分類[10])も用いられている。他にもいくつかの分類が報告されているが,簡便でないと実用的ではない。激症は重症でさらに排便回数が15回以上で腹痛・熱発・白血球増多を伴うものである(表4)。

### 3) 臨床経過の分類(定義)

再燃緩解型は文字どおり再燃と緩解を繰り返すものであるが,初回発作型は発作が1回だけのもの,慢性持続型は初回発作より6ヵ月以上活動期にあるもの,急性激症型(急性電撃型)は激烈な症状(激症)を示すものと定義されている(表5)。

---

8) 重症度分類として基本的なものであり,広く用いられている。中等症の比率が高い。
9) 排便回数を細分化し,直腸出血や粘膜病変,活動度を付加している(UCDAI)。
10) 潰瘍性大腸炎活動性指標としてスコア化された分類。

表3　重症度の診断基準

| | 重症 | 中等度 | 軽症 |
|---|---|---|---|
| 1) 排便回数 | 6回以上 | 重症と軽症の中間 | 4回以下 |
| 2) 顕血便 | （＋＋＋） | | （＋）〜（−） |
| 3) 発熱 | 37.5℃以上 | | （−） |
| 4) 頻脈 | 90/分以上 | | （−） |
| 5) 貧血 | Hb10g/dl以下 | | （−） |
| 6) 赤沈 | 30mm/h以上 | | 正常 |

＊重症は1), 2) と3), 4) のいずれかを満たし，かつ6項目中4項目以上を満たすもの。軽症は6項目全てを満たすもの（Truelove & Witts）

表4　激症の診断基準

①重症基準を満たすもの
②15回/日以上の血性下痢
③38℃以上の発熱
④10000以上の白血球増多
⑤強い腹痛

＊5項目全てを満たすもの

表5　臨床経過分類の定義

初回発作型：発作が1回だけのもの
慢性持続型：初回発作より6ヵ月以上
　　　　　　活動期にあるもの
急性激症型（急性電撃型）
　　　　　：激烈な症状（激症）例

### 4）臨床像の進展様式

　潰瘍性大腸炎は基本的に直腸炎より始まり，一部は左側大腸炎，全大腸炎へと拡大・進展し，治療によりその反対方向に緩解・縮小するとされる（図4）。勿論，例外もある。左側大腸炎は横行結腸中央部を越えないとされるが，一般的に欧米では炎症が脾曲を越えると全大腸炎型と定義する場合が多い。また，左側大腸炎が10年以内に全大腸炎に進展する可能性は40％以下とされる。

### 5）難治性潰瘍性大腸炎（定義）

　難治性潰瘍性大腸炎（intractable UC）の定義は前述の

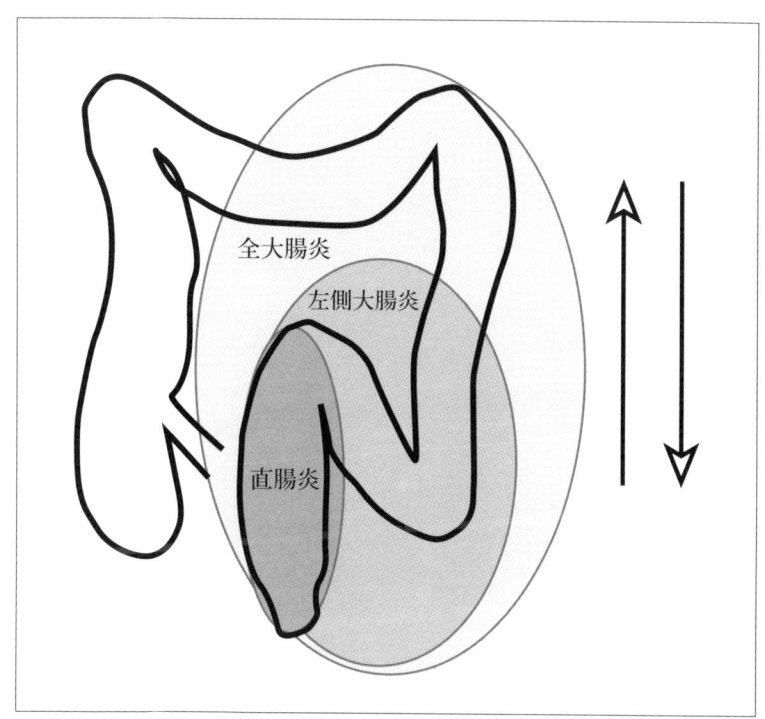

図4 炎症の拡大と縮小

厚生省班会議により①慢性持続型であるか，②再燃後6ヵ月以上活動期にあるもの，または③頻回の再燃を繰り返すものと定義されている（表6）。

## 2．診断－UCを疑ったら－

### 1）鑑別診断

潰瘍性大腸炎の診断は，慢性の粘血・血便，頻便，下痢などの症状を有する患者に対し直腸鏡検査，大腸内視鏡検査・生検，注腸造影検査，腹部単純撮影，便培養，細菌・寄生虫検査（除外診断）等を施行して診断する（表7，図5）。

**表6　難治性潰瘍性大腸炎の定義**

①慢性持続型
②再燃後6ヵ月以上活動期
③頻回の再燃

直腸指診で直腸癌，内痔核からの出血を否定し，感染性腸炎（細菌性赤痢，サルモネラ，結核菌，キャンピロバクター，嫌気性菌，赤痢アメーバ，日本住血吸虫）との鑑別を行う。特にアメーバ性大腸炎との鑑別が重要である。大腸の炎症性疾患のスペクトルが広いことに留意すべきである[2]。

2）前出

### 2）大腸内視鏡検査

病変の拡がり，炎症の程度を診断することが重要であり，活動期には血便を訴え，内視鏡的に血管透見像の消失，易出血性，びらん・潰瘍を認める。

下剤投与や浣腸により病勢の悪化があるので，原則として前処置は行わない[註1]。活動期であれば残留便はほとんどないのが普通である。例え，残留便が存在しても，可視範囲を観察することで診断に支障はない。送気をできるだけ少なくして下部大腸を短時間で観察することが重要である。病変が肛門輪を越えてすぐから連続性，瀰漫性であることを確認するとともに，内視鏡的活動度を判定する。内視鏡検査は硬性の直腸鏡でも可能である。患者の苦痛がなく，かつ重症例でなければ内視鏡的に正常な粘膜部まで確認して病変の範囲を診断することができる。全大腸内視鏡検査となった場合にはプレドニゾロン（40～60mg）やプロピオン酸ベクロメサゾン（後述）などを右側結腸に注入しておくと局所治療にもなり望ましい。

---

註1：昔は診断目的として前処置を完全にして闇雲に内視鏡検査や注腸造影検査を行い，かえって病状を悪化させることがあったが，今では上記のような考え方で検査が行われている。

表7 潰瘍性大腸炎の診断

| 症状 | 慢性の粘血・血便，頻便，下痢 |
|---|---|
| 検査 | 直腸鏡検査，大腸内視鏡検査・生検<br>注腸造影，腹部単純写真<br>細菌・寄生虫検査（除外診断） |

病変の拡がり，炎症の程度を診断
＊活動期は血便を訴え，内視鏡的に血管透見像の消失，
　易出血性，びらん・潰瘍を認める。

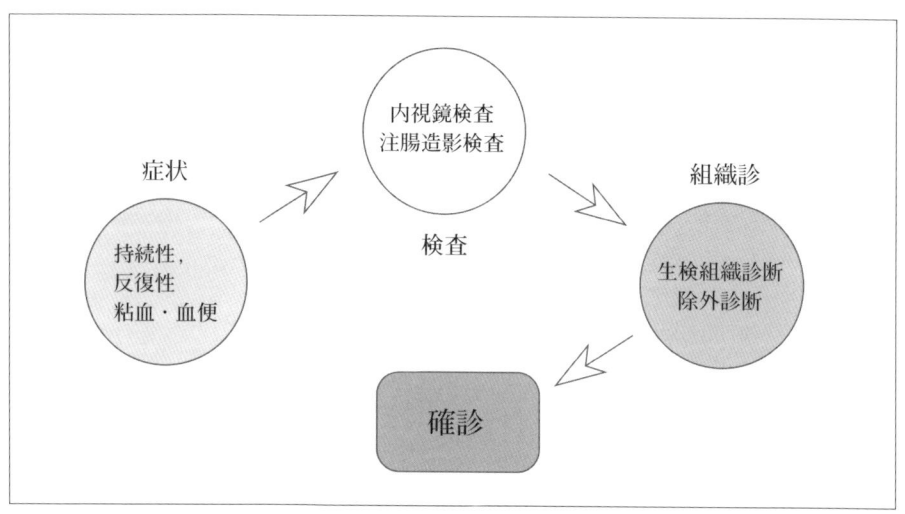

図5　潰瘍性大腸炎の診断手順

### 3) 内視鏡的活動度診断

　内視鏡的活動度は必ずしも一定ではない。そこで，班会議の診断基準では最も所見の強いところで,軽度(mild)，中等度（moderate），強度（severe）と診断することになっている。その診断基準を表8に示す。

　全大腸炎型などではしばしば炎症の程度が部位によって異なる。そこで，活動度の要素を潰瘍，出血，血管透見像の3要素に絞り，その程度を4段階に分類し（0〜3），部位を4区域に分けて個々のスコアを合算する提案（スコア化）が報告されている（飯塚らのcolonoscopic activity

**表8 内視鏡的活動度診断基準**

| 活動度 | 内視鏡所見 |
|---|---|
| 軽度 | 血管透見像消失<br>粘膜細顆粒状，発赤，小黄色点 |
| 中等度 | 粘膜粗造，びらん，小潰瘍<br>易出血性（接触出血）<br>粘血膿性分泌物付着，その他の活動性炎症所見 |
| 強度 | 広範な潰瘍<br>著明な自然出血 |

11) 内視鏡的活動度指数 colonoscopy activity index：(CSAI) を潰瘍，出血，血管透見像の3要素からスコア化した提案。

index：CSAI [11])。

### 4) 生検組織診断

びらん潰瘍を形成する活動期粘膜と可能であれば境界部（アフタなど非連続病変もある）と正常粘膜から生検を行う。治癒過程にあったり，過去に炎症の既往がある場合には肉眼的に正常と見える粘膜にも再生性上皮や粘膜筋板の肥厚が認められる。

また，陰窩膿瘍はUCの特徴的組織所見であるが，他の感染性大腸炎でもみられ，この所見のみでUCと診断することはできない[註2]。

アメーバ赤痢との鑑別には潰瘍白苔部を生検し，アメーバ原虫の検出を試みる。血清抗体価の測定も有用である。

### 5) 注腸造影検査

重症例や苦痛が強くて大腸内視鏡検査で病変部の範囲が診断できない場合は，前処置なしで，薄いバリウムにプレドニゾロン40～60mgを混ぜて，充影法による検査を行う。活動期にきれいな二重造影像を撮ろうとしてはならない。

---

註2：今でも一部の病理医は生検材料の検鏡から，陰窩膿瘍の存在のみで潰瘍性大腸炎と診断することもあるようだが，上記のように陰窩膿瘍の有無は潰瘍性大腸炎診断の決め手にはならない。臨床医は内視鏡診断から「潰瘍性大腸炎を疑う」との情報を病理医に伝えなければならない。

### 6）血液検査

重症例の血液検査データは①CRP上昇，血沈（ESR＞30mm）[注3]，②白血球数（WBC＞10000），③ヘモグロビン（Hb＜10g），④血小板数（Plt＞440000），⑤アルブミン（Alb＜3.0g）などが認められる。直腸炎型，直腸S状結腸炎型では正常であり，Pltの増加はIBDにやや特異的であるといえる（表9）。

## 3．治療

### 1）内科的治療の原則

治療の原則は内科的治療であり，①サラゾピリン（ペンタサ），②ステロイド剤（プレドニン），③止痢剤，④免疫抑制剤などが用いられ，症状に応じて⑤TPN，⑥TENなどが行われる。ACTH投与は昔は行われたが最近では行われない[注4]。

### 2）薬物療法

(1) サラゾピリン（スルファサラジン；SASP），
　　ペンタサ（メサラジン；5-ASA）

表9　血液検査データ（重症）

| ①CRP上昇，血沈（ESR＞30mm） |
| ②白血球数（WBC＞10000） |
| ③ヘモグロビン（Hb＜10g） |
| ④血小板数（Plt＞440000） |
| ⑤アルブミン（Alb＜3.0g） |

直腸炎型，直腸S状結腸炎型では正常，Pltの増加はIBDにやや特異的

---

註3：昔は結核が多かったこともあり血沈が多用されたが，最近では炎症マーカーとしてはCRPやシアル酸，α2グロブリン，フィブリノーゲン，SAA等が用いられる。CRPと血沈の両方の検査は不必要であるばかりか，保険で査定されるので注意。

註4：重症例に対するACTH投与（40～50単位／日2回分注）は班の治療指針にも記載されている治療法であるが，ステロイド投与例では効果が少ないとされる。副作用や中止後の再燃例も多く，初回治療以外では用いられなくなっている。

サラゾピリン（スルファサラジン；SASP）はSP（スルファピリジン）とペンタサ（メサラジン；5-ASA）のアゾ結合であり，有効成分は5-ASAである（局所）。SPは5-ASAを大腸に運ぶキャリアーで，大腸内細菌で分解されて5-ASAを放出する（図6）[註5]。

　サラゾピリンとペンタサの違い（効果）はSASPの5-ASA含有量は1錠（500mg）中192mgで，大腸到達量は173mg（90％）とされる。また5-ASA 1錠250mgの大腸到達量は112mg（45％）とされる。この結果から単純に計算すると，SASP 6錠を内服すると5-ASA 1038mgが大腸有効量となり，ペンタサに換算すると9.3錠ということになる。しかし，実際にはもっと大量のペンタサ（12錠）を内服しないと同等の効果は期待できない[註6]。

(2) ステロイド剤（SH；PSL，デキサメサゾンなど）

　原則として軽症にステロイド剤は使用しない。ステロイドの種類にはプレドニゾロン（PSL），デキサメサゾン，ハイドロコーチゾン，ソルメドロールなどがある。通常はプレドニゾロン（PSL）が経口・静注・動注に用いられる。市販の坐剤（リンデロン坐剤）と注腸薬（ステロネマ）はデキサメサゾンである。最近では吸収されにくく，体内で速やかに代謝されるニューステロイドが注目され

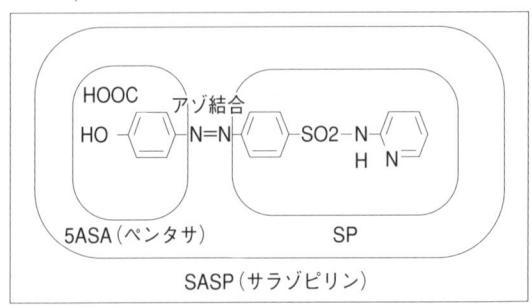

図6　サラゾピリンとペンタサ

---

註5：サラゾピリンはアゾ結合を有するので，吸収されたサラゾピリンが体液中に排泄され，アゾ色素（染料）としてオレンジ色に着色することがある。有毒ではないので心配はない。

註6：ペンタサが発売される前にはサラゾピリンが小腸型クローン病にも投与された例があるが，上記の理由からまったく無効である。

ている（ブデソナイド，プロピオン酸ベクロメサゾンなど；後述）。

(3) 免疫抑制剤

アザチオプリン（イムラン），6-MP（ロイケリン），サイクロスポリンA（サンデイミュン）などが用いられる。アザチオプリン50～100mg経口投与，6MP少量投与（20～30mg）が主に緩解維持の目的で使用される。難治性UCに対して，緩解導入目的で高用量CyA（200～400mg）経口/静注投与/2Wが行われるが，この場合には血中モニタリングが必要（≦600ng/ml）である。免疫抑制剤の投与では妊娠との関係で注意を要する。また，長期投与例では発癌との関係でも注意が必要である。

(4) その他

下痢に対して止痢剤（タンナルビン，フェロベリンAなど），乳酸菌製剤（ラックビー，ミヤリサンなど）が，嫌気性菌に対してメトロニダゾール（フラジール）750mg日[註7]の投与が行われる。

## 3) ステロイドの投与法

(1) 投与経路

直腸炎にはステロイド坐剤の投与が適切である[註8]。左側大腸炎にもステロイド剤の注腸投与が望ましいが，症例によっては経口・静注・動注投与も行われる。原則として全大腸炎に対する局所治療は難しいので経口・静注・動注投与が選択される（表10）。虫垂瘻や盲腸瘻から

表10 ステロイドの投与法

| 直腸炎 | 左側大腸炎 | 全大腸炎 |
|---|---|---|
| 坐剤 | 注腸・経口<br>静注・動注 | 経口<br>静注・動注 |

註7：フラジールは嫌気性菌に対する治療であるが，保険適応がないので注意。
註8：軽症の直腸炎に経口のステロイド剤を投与するのは誤りである。潰瘍性大腸炎，即ステロイド経口投与と短絡的に処方してはならない。

順行性にニューステロイドを投与する方法も試みられている（後述）。

(2) 投与量の決定

ステロイド投与の基本は副作用を避けて緩解に導入することであり，例えば重症例には初回に1.0〜1.5mg/kg/日（50kgの人で50〜75mg）投与し，症状の改善に伴って漸減することになる。初回投与量を誤ると，緩解導入が図られないばかりか，その後の治療に抵抗性となり，難治化の誘因ともなるので注意すべきである。

また，ステロイド剤の内服は朝1日量1回投与が原則である。ステロイド剤を朝昼夕の3分割で投与する方法は特殊例に限られる。さらに，ステロイド剤（例えば5mg 1錠）を緩解維持に用いるのも間違いである。なぜなら，ステロイド剤は必要血中濃度を確保することにより（ピークの作成），急性炎症を抑えるものであるからである[註9]。

(3) ステロイドパルス療法

ソルコーテフ，ソルメドロール500〜1000mgを200mlの生食に解いて，約2時間かけて点滴静注する。これを週の内3日間連続投与し，4日間は休薬する方法である。これを1クールとして3〜6クール施行するのが普通である。この方法は，中等症と一部の重症例によい適応であり，ステロイドの副作用を避けた投与法である。

(4) アンテドラッグ（ニューステロイド）

ブデソナイド，プロピオン酸ベクロメサゾン（BDP）は吸収されにくく，体内で速やかに代謝されるニューステロイドである。したがって，ステロイド剤に起因する副作用はない。喘息の吸入薬，皮膚科の外用薬として用いられている。ブデソナイド2mgはPSL 25mg換算であり，欧米では"ENTCORT ENEMA"として市販されている。また皮膚科の外用薬として日本でも市販されている

---

註9：過去にはステロイド剤を3分割投与で少しづつ増量投与したり，緩解維持に用いられたりしたが，すべて誤った投与法である。ステロイド剤は必要十分量を最初から朝1回投与し，症状の改善とともに漸減して速やかにオフにすべきである。

プロパデルムクリームは5g1本中にプロピオン酸ベクロメサゾン1.25mgを含有している。通常注腸投与で用いられるBDP量は2.5（PC2本）〜10mg（PC8本）である（溶媒の量としては50〜100ml）。

**4）外来治療か入院治療か**
(1) 外来・入院治療の選択
　軽症は基本的に外来治療で対応できる。一方，重症・激症は入院治療が必要である。この中間の中等症は症例により，重症に近いものは入院治療が，軽症に近いものは外来治療が選択される（図7）。
(2) 軽症・中等症の治療（外来治療）
　まず，投与されるのはサラゾピリン（SASP）3〜4.5g（6〜9T）/日，あるいは（特にサラゾピリン副作用のある例）ペンタサ（5ASA）1.5〜2.25g（9〜12T）/日である。直腸炎型であればPSL坐剤やSASP坐剤の投与が有効であり，また左側大腸炎型であればPSL注腸（20mg）や前述のニューステロイドの注腸療法（局所治療）が選択される（図8）。これが無効な場合，あるいは炎症が増悪した場合（重症度診断の誤りであることが多い。）には，プレ

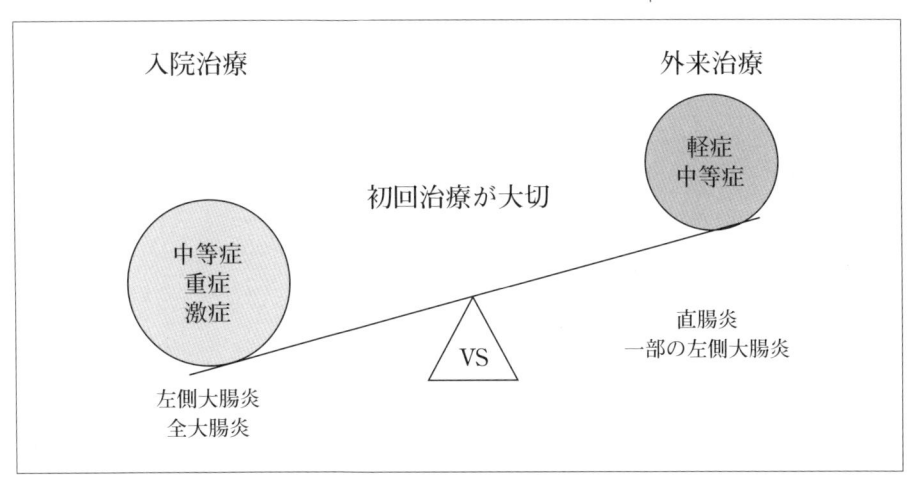

図7　入院治療と外来治療

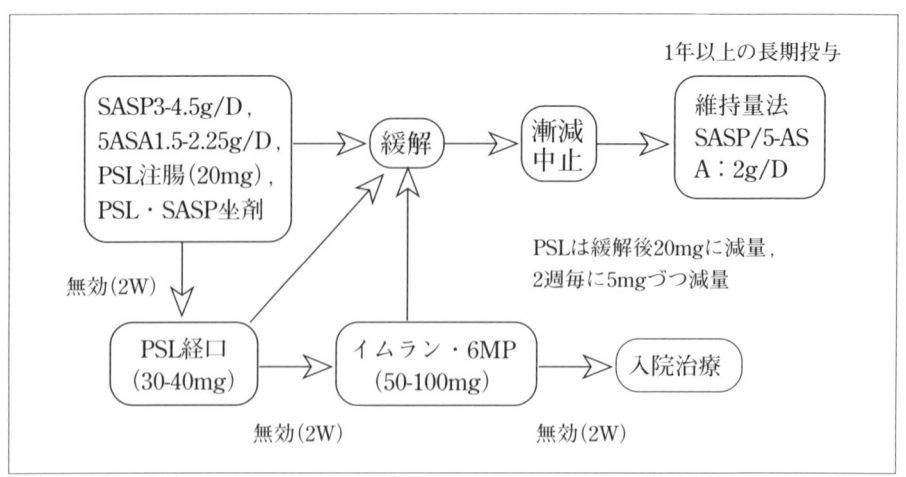

図8 軽症・中等症例の外来治療

ドニン経口投与（30〜40mg）を開始する。

サラゾピリンの投与で緩解した場合は，緩解維持療法として最低でも1年間はサラゾピリン6Tを継続投与する。プレドニン投与の場合は症状の改善・軽快を確認して漸減する。PSLは減量法は緩解後20mgに減量，2週毎に5mgづつ減量する方法が一般的である。活動期にはステロイドを早期から比較的大量に投与し，緩解に至ったら早期に離脱するのが原則である。

(3) 中等症・重症の治療（入院治療）

中等症例では低残渣・高蛋白・高カロリー食か絶食TPNとし，薬物療法としてはSPSA/5-ASA，PSL注腸，PSL経口，イムラン・6MP，パルス療法などを考慮する。一方，重症例では絶食・TPNとし，PSL静注（PSLは1.5mg/kg），SPSA/5-ASA経口，LCAP，手術などを考慮する（図9）。重症例に経腸成分栄養法を行ってはならない。

(4) 重症の治療（入院治療）

まず，PSL 40〜80mg経口・静注療法（1.5mg/kg）を開始する。以前はACTH 40〜50単位静注・筋注（2回に

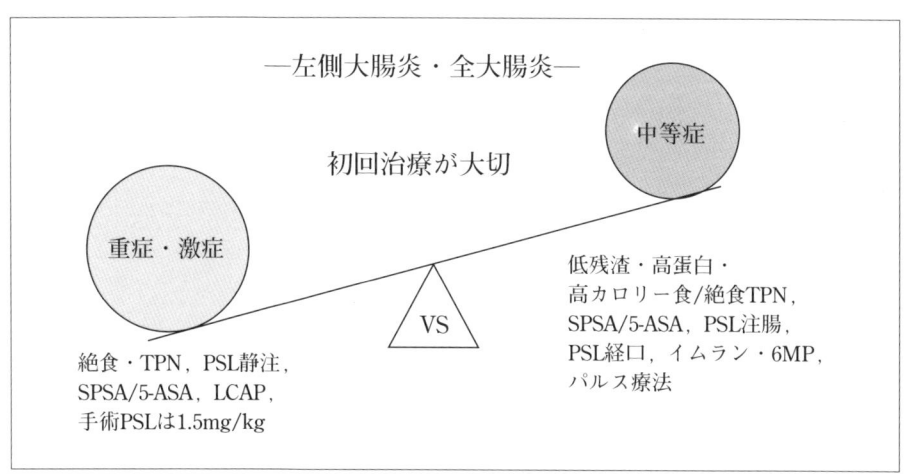

**図9 入院治療（中等症・重症・激症）**

分けて）も行われたが，最近ではその効果と副作用の観点から行われない。SASP 3～4.5g/D，5-ASA 1.5～2.25g/D，PSL注腸（20mg）1～2回なども併せて行われる。抗生剤の投与も行われるが短期間（1週間くらい）の使用とする。これで無効な場合には（2W），PSL強力静注40～80mg静注（4回分注）やPSL動注（IMA，SMA 10～20mg）が行われる（図10）。これでも無効であれば，昔なら外科治療の適応であった。しかし，最近では白血球除去療法（LCAP）やサイクロスポリンの静注療法，ガンマグロブリンの大量療法などが選択されて，有効な症例もある註10。

プレドニン治療が奏功した場合には40mgで緩解導入，その後30mg，20mgと2週間づつ減量していき，PSL10mgが退院の目安となる。

(5) 激症の治療（入院治療）

最初からPSL強力静注（Trueloveの強力静注療法[12]）

12) 古典的な強力静注療法の報告（PSL60mg/日，5日間投与で49例中36例で有効と）。

註10：確かに内科治療の幅が広がり，重症例で手術を回避できる症例が増えている。一方，その後の再燃のために結果的に手術に至る症例も多い。QOLを考慮した治療法の選択が今後の課題である。

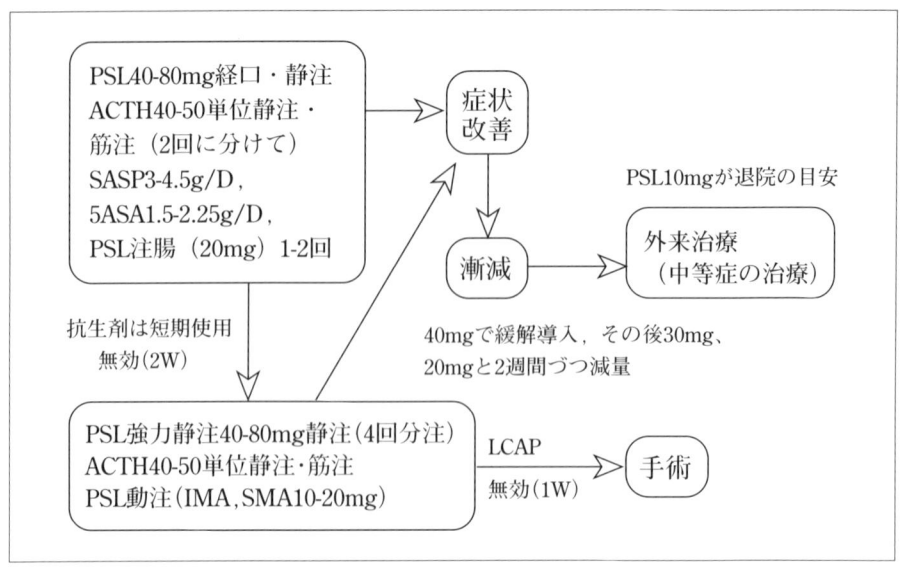

図10　入院治療（重症）

40〜80mg静注（4回分注）かPSL動注（IMA, SMA 10〜20mg）療法を行う。無効であれば白血球除去療法（LCAP）・顆粒球除去療法（GCAP）やサイクロスポリンの静注療法，ガンマグロブリンの大量療法などが選択される（図11）。

この治療が有効であれば，次いで重症，中等症の治療へと変更していく。

(6) 重症・激症例の検査，監視

腹部単純写真，血液検査（Hb, WBC, Plt, CRP）は毎日行う。穿孔等の危険があるため，内視鏡検査は施行しない。US, CT, MRI検査で膿瘍合併を鑑別する（特にステロイド長期投与例）。中毒性巨大結腸症は仰臥位腹部単純X線撮影で横行結腸中央部が6cm以上が基準となる[注11]。

13）厚生省班会議の成績が反映された炎症性腸疾患に関する最近の教科書。是非一読を。

---

注11：いたずらに内科治療を続けて，外科治療のタイミングを遅らせてはならない。
UCは良性疾患であり，この種の合併症による死亡を避けなければならない。昔はこの種の合併症による死亡もあったが（班会議集計全体で2.3％），最近ではゼロに近くなり，癌化による死亡を減らす努力がなされている（同1.9％）[13]。

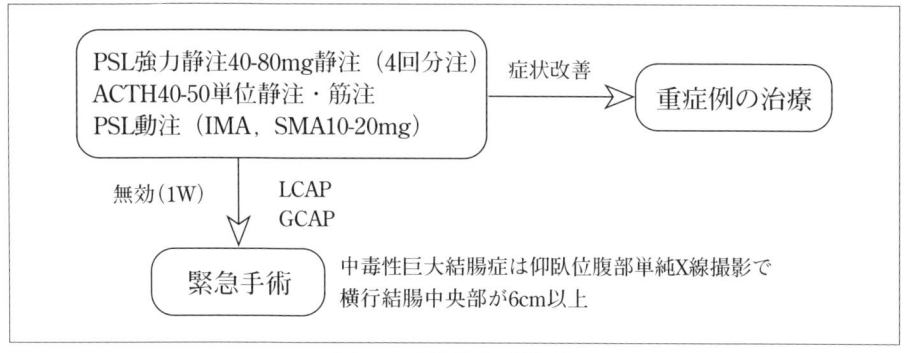

図11 入院治療（激症）

### 5）新しい治療法

現在用いられている薬物（有効が確かめられているもの）としてはサラゾピリン，メサラジン（5-ASA），プレドニンなどの副腎皮質ステロイド，メトロニダゾール（フラジール），6MP，アザチオプリン，サイクロスポリンA，ステロイドアンテドラッグなどがあり，試みられている薬物（有効例もある）としてはウリナスタチン，エイコサペンタエン酸（EPA），免疫グロブリン大量療法，ロイコトリエンD4・B4拮抗薬，トラニラスト，グルタミン，柴苓湯などがある。

(1) ステロイド剤の種類と投与法（DDS：Drug Delivery System）

アンテドラッグ（ニューステロイド）としてブデソナイド，プロピオン酸ベクロメサゾンがあり，局所投与法として虫垂瘻や盲腸瘻からの順行性に投与する方法が試みられている（DDSの変更）。なるべく侵襲を少なくしようとして，この虫垂瘻や盲腸瘻を腹腔鏡下手術で造設しようという試みもある。

(2) 白血球除去療法 leucocyte-apheresis（LCAP）
　顆粒球除去療法 granulocyte-apheresis（GCAP）

体外循環回路中に白血球や顆粒球の除去フィルターを入れて，あるいは遠心法により末梢血中の白血球を非特

異的に除去する方法である（RAやベーチェット病でも施行）。蛋白分解酵素や活性酸素を放出する顆粒球，単球，キラーT細胞（細胞障害性）などの局所組織障害の予備群と考えられる白血球を除去することで，種々のサイトカインなどによる細胞間の相互作用を抑制する。このことにより局所炎症の沈静化を狙った治療法と考えられている。GCAPは「アダカラム」として市販されている（日本抗体研究所）。LCAPも近々認可されるとのことである（旭メディカル）。

(3) LCAP/GCAPの方法と成績

急性期には緩解導入療法として1週間に1回（50ml/hr/60分（3000ml））を5週間，その後維持療法として1ヵ月に1回の白血球除去療法を行うのが一般的である。

緩解導入率（84％）は50〜92％で有効であるが，緩解維持（76％有効？）には疑問も残る治療法である（2週間くらいの比較的早期に再燃する症例がある）。

(4) その他の薬物療法

潰瘍性大腸炎に対してニコチンパッチ，ニコチン注腸，リドカイン注腸の効果が試験されている（パイロットスタディ）。また，MMP阻害剤，ヒト型SOD製剤，低分子ヘパリンなども試験が開始されているが，その効果は明らかではない。最近，健康食品として厚生省から認可され，キリンビールから販売された発芽大麦（「GBF」）がある（プレーンとコーヒー風味）。これにはグルタミンが多く含まれており，栄養とともに細胞性免疫を高め，腸内細菌の増殖により酪酸の産生を高めるとされ，同時に水分保持能が高いので下痢の改善に有効とされている。

6) 外科治療（手術）

(1) 外科治療の適応

外科治療には救急・緊急手術と待機手術がある（表11）。激症・重症で①大出血，②穿孔，③中毒性巨大結腸症，

表11 外科的治療の適応

| 絶対的適応<br>救急・緊急手術 | 相対的適応<br>待機手術 |
|---|---|
| 激症・重症<br>腸管合併症 | 難治・腸管外合併症 |
| ①大出血　②穿孔<br>③中毒性巨大結腸症<br>④狭窄　⑤瘻孔 | ①難治　②ステロイド無効<br>③成長障害<br>④大腸癌（dysplasia）-絶対的適応 |

＊下掘れ潰瘍（カフスボタン様潰瘍）例の手術率が高い
（強力静注療法無効例）。

④狭窄，⑤瘻孔などの腸管合併症例には救急・緊急手術が行われ，④大腸癌やdysplasia例は手術の絶対的適応である。一方，②ステロイド無効例や・難治例と③成長障害例など（腸管外合併症例）は相対的手術適応であり，待機的手術が計画される。また，下掘れ潰瘍（カフスボタン様潰瘍）例の手術率が高い（強力静注療法無効）ことを知っておいた方がよい。

(2) 相対的適応（難治・腸管外合併症）

難治・腸管外合併症例に対する相対的手術適応は，①10ヵ月に1度以上，20ヵ月に2度以上の入院，②ステロイドによる重症副作用発現のおそれ（PSL総量10g以上，月200mg以上），③大腸外合併症（壊疽性膿皮症，成長障害），④大腸合併症（狭窄，瘻孔，膿瘍，異型上皮）とされている（表12）註12。

(3) 術式

一期的手術としては激症例に対する①全大腸切除＋回

---

註12：20年前にはステロイド無効例に長期間大量のステロイド剤が投与され，ステロイドの副作用が強く出現してから外科に相談される症例が多く，外科治療の成績や術後QOLを不良なものとしていた。その後，IBD専門の内科医・外科医の協力体制が構築され，重症例に対するステロイド剤強力静注療法無効例やステロイド剤の投与量や投与期間からみた難治例に対する手術適応等が検討され，目安として総投与量10g以上，1ヵ月投与量200mg以上が相対的適応とされた。また，パウチ手術が普及してきたことも，比較的早期に外科治療が選択されるようになってきた要因であるといえる。

**表12　相対的適応　難治・腸管外合併症**

① 10ヵ月に1度以上，20ヵ月に2度以上の入院
② ステロイドによる重症副作用発現のおそれ
　　（PSL総量10g以上，月200mg以上）＊
③ 大腸外合併症（壊疽性膿皮症，成長障害）
④ 大腸合併症（狭窄，瘻孔，膿瘍，異型上皮）

＊骨密度の測定

腸瘻造設（Brooke/Kock法），小児例に対する②全結腸切除＋回腸直腸吻合（IRA），難治例に対する③全大腸切除＋回腸嚢肛門管吻合（IACA），癌化例に対する④全結腸切除＋直腸粘膜抜去＋回腸嚢肛門吻合（IAA）がある。一方，分割手術はステロイド大量投与例に行われ，⑤全結腸切除＋回腸瘻造設（Brooke法）＋直腸粘液瘻造設→3ヵ月→直腸切除＋回腸嚢肛門管吻合（IACA）／回腸嚢肛門吻合（IAA）が行われることが多い（表13，図12）註13。

IAAは潰瘍性大腸炎に対する唯一の根治療法であり，IAAの68％，IACAの91％が一期的手術で行われるとの報告もある註14。しかし，術直後の排便回数が20回近くになることを考慮すると，一時的回腸瘻造設術を施行した方がQOLがよいとの考え方もある註15。回腸瘻の閉鎖は通常約3ヵ月後に行う。

14）最近の内科的，外科的治療法の進歩に関するレビュー。
15）器械吻合によるIACAに一時的回腸瘻造設術は必要かという問題に対する論文（不要）。

註13：最近では免疫抑制剤の投与，白血球除去療法，抗TNF抗体療法など新しい内科治療法が登場し，外科治療を回避できる症例も増えてきている14）。確かにUCは大腸に限局した病変であるので，大腸を全摘すれば治癒させることができる。しかし，内科的治療で緩解導入できる例にまで適応を拡大して大腸全摘，パウチ手術を行ってはならない。また，小児ではステロイドによる成長障害の合併を避け，早期に就学可能なIRAが選択される。確かに根治術ではなく，将来的に癌化の危険性もあるが，小児に手術を施行すること自体に対する抵抗感も強いのでIRAが受け入れられやすい。

註14：Mowschensonら15)は器械吻合によるIACAに一時的回腸瘻造設術は必要かという問題に対し，一期的なIACAを102例に行い10例（9.8%）に縫合不全を合併し，一時的回腸瘻を造設したと報告している。晩期的には腸閉塞で12例（9.2%）に再手術が行われ，3例（2.3%）でパウチ切除が行われている。晩期合併症はともかく，この縫合不全の頻度は一期的手術を許容できる範囲といえる。理想的には縫合不全の頻度を5％以下にする技術的な努力が必要と考えるが，器械吻合によるIACAは適応が正ししければ一時的な回腸瘻を造設することなく施行できる術式といえる。

表13 手術術式

| | |
|---|---|
| ＜一期的手術＞ | |
| ①全大腸切除＋回腸瘻造設（Brooke/Kock法） | 激症例 |
| ②全結腸切除＋回腸直腸吻合（IRA） | 小児例 |
| ③全大腸切除＋回腸嚢肛門管吻合（IACA） | 難治例 |
| ④全結腸切除＋直腸粘膜抜去＋回腸嚢肛門吻合（IAA） | 癌化例 |
| ＜分割手術＞ | |
| ⑤全結腸切除＋回腸瘻造設（Brooke）<br>　＋直腸粘液瘻造設→3M→直腸切除<br>　＋回腸嚢肛門（管）吻合（IACA/IAA） | ステロイド<br>大量投与例 |

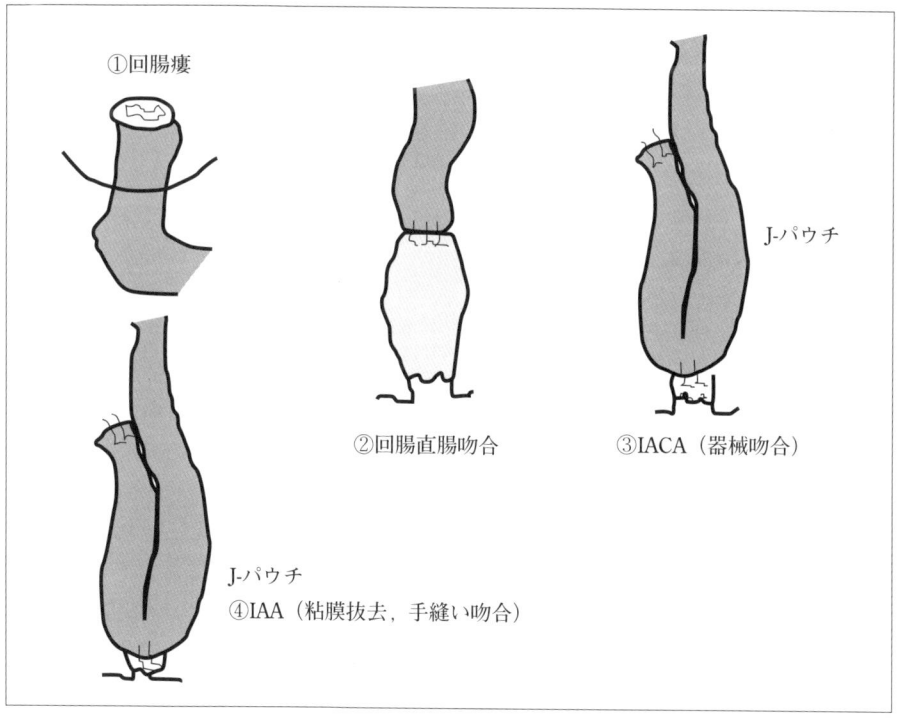

①回腸瘻

②回腸直腸吻合

③IACA（器械吻合） J-パウチ

④IAA（粘膜抜去，手縫い吻合） J-パウチ

図12　手術術式

### (4) パウチ手術後の合併症（IAA/IACA（J-pouch））

　J-パウチ手術の合併症には，早期合併症と晩期合併症とがある。早期合併症で最も重大なものに縫合不全や膿瘍形成などの骨盤内感染症がある。パウチ手術後の合併症はIAA：17％，IACA：10％と報告されている[註16]。

　創感染などの軽微な合併症を含めるかどうかで，早期合併症の頻度は変わってくるが，予後に重大な影響を及ぼす早期合併症は術前合併症の有無や手術の難易度，術式の安全・確実性などにより左右されるといってよい。器械吻合（IACA；DST）の吻合部位は後方は肛門管であっても前方は（特に男性例で）下部直腸となる（斜めの吻合）。この吻合部位の高さも症例によって異なることが推測される。すなわち，吻合部位が高く，残存直腸が長いほど回腸直腸吻合術（IRA）に近くなり，結果として合併症の頻度が低くなる。このことはパウチ手術の安全性自体は向上するものの，残存直腸の炎症の問題，癌化のリスクを抱え込むこととなり，晩期合併症の問題に連なる。

　術後の排便機能障害（頻便，便漏れ）に関しては，術後1年での排便回数はおよそ6回/日，夜間便漏れはIAAで29％，IACAで0％と報告されている。これら手術そのものに起因する合併症は，術者の技量と経験によって異なることを銘記すべきである。

### (5) J-パウチ手術の長期予後

　長期予後を左右する晩期合併症の代表的なものがpou-

---

16）一時的回腸瘻造設術は双孔式（ループ式）よりも単孔式がよいとの報告。
17）Jパウチ手術210例の術後合併症を検討，機械吻合の合併症が少ないと報告。
18）Jパウチ手術後の早期，晩期合併症率の報告（合併症率が高い）。

註15：一時的回腸瘻造設術にしても，双孔式（ループ式）がよいのか単孔式がよいのかについて結論がでていない。そこで，Fonkalsrudら[16]は双孔式（39例 IACA器械吻合）と単孔式（38例 IAA手縫い吻合）回腸瘻のメリット，デメリットを比較検討した。その結果，双孔式は単孔式に比して回腸瘻周囲皮膚炎の合併頻度が2倍と高く，処置に2倍以上のコストがかかり，日常生活への復帰にも時間を要した。また，単孔式回腸瘻の閉鎖には開腹術を要するものの，術後創感染，再手術率，在院期間のいずれの面でも双孔式より優れていたと報告している。この結果から，一時的回腸瘻に単孔式回腸瘻造設術を考慮すべきといえる。

註16：骨盤内感染症（10％内外）は報告により異なるが，手縫い吻合（IAA；15〜20％）が器械吻合（IACA；5〜10％）より，男性が女性より，また激症例がその他の症例より合併頻度が高いとされる[17]。他の報告で，術後30日以内の早期合併症が57.7％，晩期合併症が52.3％に認められ，回腸瘻を閉鎖できなかった症例（7.1％）やパウチを切除しなければならなくなった症例（4.6％）が報告されている[18]。

chitisである。わが国ではpouchitisの合併頻度は比較的低く，7％程度とされ，約88％でフラジールの投与が有効であるとされる。現時点では比較的軽症のpouchitisが多いようであるが，将来的には欧米と同様に難治性pouchitisや癌化に注意しなければならない註17。

(6) 潰瘍性大腸炎の根治療法

確かにUCは大腸に限局した病変であるので，大腸を全摘すれば治癒させることができる。しかし，内科的治療で緩解導入できる例にまで適応を拡大して大腸全摘，パウチ手術を行ってはならないことはいうまでもない。最近では免疫抑制剤の投与，白血球除去療法，抗TNF抗体療法など新しい内科治療法が登場し，外科治療を回避できる症例も増えてきている。

7）合併症

(1) 大腸（腸管合併症）

大腸の合併症には①大出血，②中毒性巨大結腸症，③穿孔，④狭窄，⑤瘻孔，⑥大腸癌がある。これらのほとんどは手術適応である。

(2) 腸管外合併症

潰瘍性大腸炎1433例のアンケート集計よれば，①成長障害（8％），②皮膚病変（5.5％），③関節炎（5.3％），④尿路結石（5.0％），⑤肝障害（4.8％），⑥胆管炎（1.1％），⑦血栓性静脈炎（1.1％），⑧胆管癌（0.2％）などがある。個別の合併症としては虹彩炎結膜炎3.2%，結節性紅斑1.1%，壊疽性膿皮症1.1%，強直性脊椎症0.5%，仙腸関節炎0.2%などがある（表14）[13]。

13) 前出
19) 難治性Pouchitisや癌化に関する報告。

---

註17：欧米では20〜30％のpouchitisの累積頻度が報告されている。pouchitis単独でパウチ切除の適応となる症例は少なく，パウチ腟瘻などを合併してパウチ切除の適応となることが多い（4%）[19]。一方，欧米では薬物療法に反応せず慢性に経過する難治性のPouchitis（6％）があり，長期間の炎症後にdysplasiaや癌の発生が報告されている。最近ではこの種の症例に内視鏡による定期的なサーベイランスが必要であると協調されだした[19]。また，その他の晩期合併症としては瘻孔や肛門狭窄があり，パウチ手術後にCDに診断が変更された症例も多いという。indeterminate colitisを含め，UCとCDの鑑別診断が重要である。瘻孔・狭窄も重大な晩期合併症の一つである。

表14 腸管外合併症

| | | | |
|---|---|---|---|
| ①関節炎 | 5.3% | ⑤胆管癌 | 0.2% |
| ②皮膚病変 | 5.5% | ⑥成長障害 | 8.0% |
| ③肝障害 | 4.8% | ⑦尿路結石 | 5.0% |
| ④胆管炎 | 1.1% | ⑧血栓性静脈炎 | 1.1% |

強直性脊椎炎0.5%, 仙腸関節炎0.2%, 結節性紅斑1.1%, 壊死性膿皮症1.1%, 虹彩炎結膜炎3.2%など.

潰瘍性大腸炎1433例アンケート集計より

(3) ステロイド大量投与による合併症

IBD205例の集計によれば, ①骨粗鬆症24.4%, ②精神症状13.7%, ③ミオパチー8.8%, ④感染症8.3%, ⑤神経症状7.3%, ⑥耐糖能異常7.3%, ⑦大腿骨頭壊死3.4%, ⑧月経異常, ⑨成長障害などがある（表15）[7]. 骨粗鬆症の早期診断には骨密度（骨量）の測定が重要である[註18].

7) 前出

(4) ステロイドの投与量・投与期間と合併症

IBD205例の集計によれば, 長期間大量投与による合併症は, ①骨粗鬆症（26g, 3年）②神経症状（29g, 3.5年）, ③ミオパチー（24g, 3年）, ④耐糖能異常（24g, 4年）, ⑤月経異常, ⑥成長障害などがあり, 比較的少量でも早期に発現する合併症としては⑦感染症（8g, 1年）, ⑧精神症状（15g, 1.5年）, ⑨大腿骨頭壊死（18g, 1.5年）などがある（表15）[7].

7) 前出

(5) ステロイド大量投与による副作用を予防するための手術適応

相対的な手術適応としてはステロイド投与総量が10g以上, または1ヵ月間の投与量が200mg以上とされる. また, 絶対的な手術適応としては総量が30g以上, 月投与量が500mg以上とされる（表16）. これは, 非可逆的な合併症が発現する前に外科治療（大腸全摘術）でUCを治療

註18：骨を作るにはカルシウム, ビタミンD, マグネシウム, 蛋白質が必要である. カルシウムは小魚, ちりめんじゃこ, シラス, 豆腐, 小松菜に多く含まれているが, カルシウムのみを摂取しても骨量は増えない. 乳糖不耐症でなければ牛乳も良い.

**表15　ステロイド大量投与による副作用**

| ①骨粗鬆症 | 24.4% | ⑥神経症状 | 7.3% |
| ②精神症状 | 13.7% | ⑦大腿骨頭壊死 | 3.4% |
| ③ミオパチー | 8.8% | ⑧月経異常 | |
| ④感染症 | 8.3% | ⑨成長障害 | |
| ⑤耐糖能異常 | 7.3% | ⑩その他 | |

IBD205例集計

**表16　ステロイド大量投与による副作用を予防するための手術適応**

| | 相対的適応 | 絶対的適応 |
|---|---|---|
| 総量 | ≧10g | ≧30g |
| 月投与量 | ≧200mg | ≧500mg |

し，ステロイドを減量・中止しようとする考え方である[13]。

(6) サラゾピリンの副作用

①発疹，②消化器症状，③頭痛，④溶血性貧血，無顆粒球症，⑤肝障害，⑥男性不妊などがある。これら副作用のほとんどは5-ASAのキャリアーとして結合しているスルファピリジン（SP）によるので，5-ASA（ペンタサ）に変更すればよい。

(7) サラゾピリンの男性不妊（精子異常）

サラゾピリン服用時は精子の運動能低下が91.7%，精子数減少が39.6%，形態異常が41.7%に認められたとする報告がある（Riley SA et al, Gut, 1987）[20]。この変化は可逆的とされ，ペンタサに変更すれば改善する。

(8) サラゾピリンの相互作用

①経口糖尿病剤（トルブタマイド）の血糖低下作用の減弱，②ワーファリンの効果増強（出血傾向），③ジゴキシンの血中濃度低下，④抗痙攣剤（フェニトイン）の血中濃度上昇等に注意しなければならない註19。

13) 前出

20) サラゾピリンの精子副作用（運動能低下，数減少，形態以上）の報告

---

註19：プレドニンの相互作用としてもワーファリンの効果増強（出血傾向）や血糖値上昇（経口糖尿病剤の効果低下）がある。

# III. クローン病

## 1. 分類と頻度

### 1) 分類

病変の拡がり(病型)から①小腸型,②小腸大腸型,③大腸型に分類され,病期は①活動期と②緩解期に分類される(表17)。

### 2) クローン病活動度分類(重症度)

活動度は IOIBD(International Organization for the Study of Inflammatory Bowel Disease)スコアか CDAI(Crohn's Disease Activity Index)スコアで表示される。

(1) IOIBD スコア(臨床的活動指数)

1)腹痛,2) 1日6回以上の下痢,または粘血便,3)肛門部病変,4)瘻孔,5)その他の合併症,6)腹部腫瘤,7)体重減少,8) 38℃以上の発熱,9)腹部圧痛,10) 10g/dl 以下の血色素の有無の10項目で算出される。0点であれば緩解期,1~3点は軽症,4~6点は中等症,7点以上は重症と診断される(表18)。

表17 クローン病の分類

| 病変の拡がり(病型) | ①小腸型　②大腸型<br>③小腸大腸型 |
|---|---|
| 病期 | ①活動期　②緩解期 |
| 活動度 | IOIBDスコア<br>CDAIスコア |

**表18 クローン病重症度分類**
—病期(活動期)・活動度—
IOIBDスコア(臨床的活動指数)

1) 腹痛
2) 1日6回以上の下痢,または粘血便
3) 肛門部病変
4) 瘻孔
5) その他の合併症
6) 腹部腫瘤
7) 体重減少
8) 38℃以上の発熱
9) 腹部圧痛
10) 10g/dl以下の血色素

| 0 | ：緩解期 |
| 1-3 | ：軽症 |
| 4-6 | ：中等症 |
| 7- | ：重症 |

(2) CDAIスコア

欧米ではこのCDAIスコアが用いられることが多い。若干煩雑であるが,IOIBDスコアよりも正確に活動度を反映しているので最近の日本でも利用されることが多い。

X1：過去1年間の軟便または下痢の回数(×2=y1),X2：過去1年間の腹痛 {0=なし,1=軽度,2=中等度,3=高度}(×5=y2),X3：過去1年間の主観的な一般状態 {0=良好,1=軽度不良,2=不良,3=重症,4=激症}(×7=y3),X4 患者が現在もっている下記項目の数 {1) 関節炎/関節痛,2) 虹彩炎/ブドウ膜炎,3) 結節性紅斑/壊死性膿皮症/アフタ様口内炎,4) 裂肛,痔瘻または肛門周囲膿瘍,5) その他の瘻孔,6) 過去1年間37.8℃以上の発熱}(×20=y4),X5：下痢に対してロペミンまたはオピアトの服用 {0=なし,1=あり}(×30=y5),X6：腹部腫瘤 {0=なし,1=あり}(×10=y6),X7：ヘマトクリット(Ht) {♂<47,♀<42}(×6=y7),X8：体重：標準体重 $100 \times (1-体重/標準体重)=y8$ の8項目で計算し,CDAI=y1+y2………+y8で算出する(表19)。

重症度は150以下を緩解,300までを軽症,450までを中等症,450以上を重症とする。

表19 CDAI

| | | | |
|---|---|---|---|
| X1 | 過去1年間の軟便または下痢の回数 | ×2=y1 | |
| X2 | 過去1年間の腹痛 | ×5=y2 | |
| | 0=なし、1=軽度、2=中等度、3=高度 | | |
| X3 | 過去1年間の主観的な一般状態 | ×7=y3 | |
| | 0=良好、1=軽度不良、2=不良、3=重症、4=激症 | | |
| X4 | 患者が現在持っている各項目の数 | ×20=y4 | |
| | 1）関節炎/関節痛 | | |
| | 2）虹彩炎/ブドウ膜炎 | | |
| | 3）結節性紅斑/壊疽性膿皮症/アフタ様口内炎 | | |
| | 4）裂肛、痔瘻または肛門周囲膿瘍 | | |
| | 5）その他の瘻孔 | | |
| | 6）過去1年間37.8℃以上の発熱 | | |
| X5 | 下痢に対してロペミンまたはオピアトの服用 | ×30=y5 | |
| | 0=なし、1=あり | | |
| X6 | 腹部腫瘤　0=なし、1=あり | ×10=y6 | |
| X7 | ヘマトクリット(Ht) ♂<47、♀<42 | ×6=y7 | |
| X8 | 体重：標準体重　100×(1－体重/標準体重) | =y8 | |
| | CDAI=y1+y2………+y8 | | |

≦150 ：緩解
－300 ：軽症
－450 ：中等
450≦ ：重症

### 3）頻度

　厚生省特定疾患難治性炎症性腸疾患調査研究班平成3年度研究報告書によるアンケート集計（419例）によれば，クローン病の病変の拡がり（病型）からみた頻度は①小腸型85例（20.3%），②小腸大腸型212（50.6%）例，③大腸型71例（16.9%）であった（表20）。小腸大腸型が約半数を占めることが分かる[註20]。

## 2．診断— CDを疑ったら—

### 1）症状・検査の要点

　下痢，発熱，腹痛がクローン病の3大症状である。その他の症状・所見としては粘血便，痔瘻などがある。若年者（15～20歳代）で原因不明の発熱（不明熱）や肛門病

---

註20：経過年数が長くなると，小腸型や大腸型が小腸大腸型に進展する例も多く，実際の小腸大腸型の頻度はもっと高いものと推測される。

**表20 病変の拡がり（病型）**

アンケート集計419例

| ①小腸型 | 85（20.3%） |
|---|---|
| ②小腸大腸型 | 212（50.6%） |
| ③大腸型 | 71（16.9%） |

厚生省特定疾患難治性炎症性腸疾患調査研究班
平成6年度研究報告書による

変があり，夜間に腹痛を伴って覚醒し，下痢を主症状とした場合にはまずクローン病を疑わなければならない。これらの症状は一過性であることがほとんどであり，過敏性大腸症候群と誤診することがある。慢性に経過すると結果として体重減少，貧血，低蛋白血症をきたすことになる。

　肛門病変（痔瘻・潰瘍）を併発（先行）することが多く，口内炎を合併する例も多い。検査法としては注腸造影，小腸造影，大腸内視鏡検査・生検，細菌・寄生虫検査（除外診断）を施行する（図13）。診断の要点は病変の拡がりと炎症の程度を診断することであり，画像診断では縦列アフタ，縦走潰瘍（腸間膜付着側），敷石像を診断することが重要である（表21）。

2）診断を誤りやすい疾患

　前述した①過敏性大腸症候群の他に，腸管外合併症である結節性紅斑や関節症状が先行する場合は，②膠原病と誤診されやすい。また，回盲部の圧痛，炎症所見（白血球増多，限局性腹膜炎）から③急性虫垂炎として手術されることがある。

3）診断基準と診断要領

　クローン病は一つの所見のみでは確定診断ができない。そこで厚生省班会議が診断基準と診断要領を決めている。

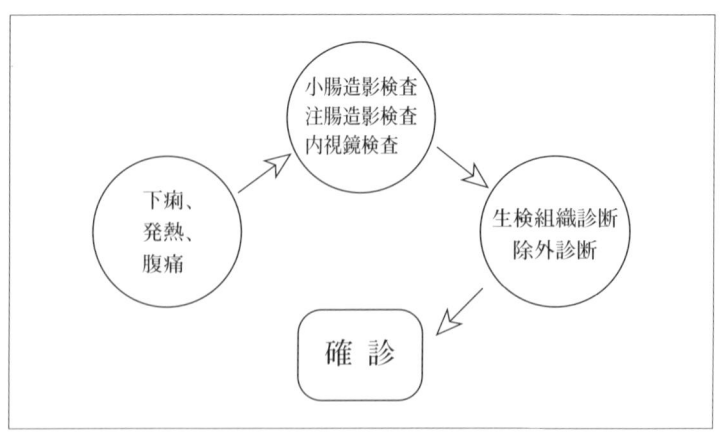

図13 クローン病診断の手順

表21 クローン病の診断

| 症状・所見 | 下痢，発熱，腹痛，粘血便，痔瘻 |
|---|---|
| 検査 | 注腸造影，小腸造影<br>大腸内視鏡検査・生検<br>細菌・寄生虫検査（除外診断） |

病変の拡がり，炎症の程度を診断
＊縦列アフタ，縦列潰瘍が重要

　1．主要所見としてA．縦走潰瘍，B．敷石像（cobble stone appearance），C．非乾酪性類上皮細胞肉芽腫があり，

　2．副所見としてa．縦列する不整形潰瘍またはアフタ，b．上部・下部消化管両者に認められる不整形潰瘍またはアフタがある。

　確診例は1．主要所見のAまたはBを有するもの，あるいは2．主要所見のCと副所見のいずれかを有するものとされる。

　疑診例は1．副所見のいずれかを有するもの，2．主要所見のCのみを有するもの，3．主要所見のAまたはBを有するが，虚血性大腸炎，潰瘍性大腸炎と鑑別ができないものとされている（表22）[註21]。

表22 診断基準と診断要領

| 1. 主要所見<br>　A. 縦走潰瘍<br>　B. 敷石像<br>　C. 非乾酪性類上皮細胞肉芽腫 | 確診例：1. 主要所見のAまたはBを有するもの<br>　　　　2. 主要所見のCと副所見のいずれかを有するもの |
|---|---|
| 2. 副所見<br>　a. 縦列する不整形潰瘍またはアフタ<br>　b. 上部・下部消化管両者に認められる不整形潰瘍またはアフタ | 疑診例：1. 副所見のいずれかを有するもの<br>　　　　2. 主要所見のCのみを有するもの<br>　　　　3. 主要所見のAまたはBを有するが，虚血性大腸炎，潰瘍性大腸炎と鑑別ができないもの。 |

## 4) 血液検査

炎症所見として①CRP，血沈，②シアル酸，③フィブリノーゲン，④血小板数，⑤α-2グロブリンなどがあり，栄養指標として①血清蛋白，アルブミン，②レチノール結合蛋白，③プレアルブミン，④T-chol，⑤Fe，⑥Znなどを検査する。Pltの増加はIBDにやや特異的といわれている（表23）。

## 5) 内視鏡所見

初期病変では散在性の小潰瘍・びらん（アフタ）として観察され，次第に腸管軸方向に縦列するアフタ，縦走潰瘍を形成する。縦走潰瘍の周囲には，粘膜表面に炎症性変化に乏しい浮腫を主体とした変化を伴う。これを敷石像（cobble stone appearance）と呼ぶ。更に繊維化が進むと狭窄や腫瘤形成を来す註22。

21) 以前のクローン病診断基準。

註21：以前の診断基準では①縦走潰瘍または敷石像と②ザルコイド様非乾酪性類上皮細胞肉芽腫以外に③非連続性または区域性病変（いわゆるスキップ病変 skip lesion），④全層性炎症性病変（腫瘤または狭窄），⑤裂溝または瘻孔，⑥肛門病変（難治性潰瘍，非定型的痔瘻または裂肛）が加えられていた[21]。新診断基準はCDの初期病変としての縦列アフタと縦走潰瘍ならびに敷石像 cobble stoneに重点を置いたものといえる。

註22：但し，大腸と一部の終末回腸部では内視鏡診断・生検が可能であるが，小腸型CDでは小腸二重造影検査で縦走潰瘍，敷石像などを証明しなければならない。

表23 血液検査

| 炎症所見 | 栄養指標 |
|---|---|
| ①CRP，血沈<br>②シアル酸<br>③フィブリノーゲン<br>④血小板数<br>⑤α-2グロブリン | ①血清蛋白，アルブミン<br>②レチノール結合蛋白<br>③プレアルブミン<br>④T-chol, Fe<br>⑤Zn |

Pltの増加はIBDにやや特異的

### 6）生検組織所見

生検はアフタや縦走潰瘍，敷石像は勿論，一見内視鏡的に正常と見える部分からも採取しなければならない。潰瘍底や潰瘍周辺からの生検はアメーバ赤痢や腸結核との鑑別に有用であるが，CDの確定診断には役立たない。むしろ介在粘膜や一見正常に見える粘膜，またアフタからの生検で非乾酪性類上皮細胞肉芽腫が検出されることが多い[註23]。

### 7）切除標本所見

腸管膜側の縦走潰瘍と周辺の敷石像，非乾酪性類上皮細胞肉芽腫は内視鏡所見と同様であるが，全層性の炎症，非連続性病変，裂溝，瘻孔の存在，狭窄・腫瘤形成，腸管膜脂肪織の浮腫状変化（fat creeping）などが特徴的である[註24]。

---

22) indeterminate colitis の自然史に関する報告。

註23：CDの組織所見で非乾酪性類上皮細胞肉芽腫が重要とされるが，これが認められないからといってCDが否定されるわけではない。リンパ球を主体とする炎症所見と比較的よく保たれた杯細胞を有する腺管構造が特徴的とされる。また，CDの肉芽腫は非乾酪性であり，組織球が弱々しくて萎縮性であり外縁にリンパ球集簇がみられないことで結核性肉芽腫と鑑別できる。

註24：UCかCDか診断できない症例をindeterminate colitis（IND）と呼ぶ[22]。当初は切除標本の検索で組織学的に両者の鑑別ができないものをINDと診断し，その頻度は6〜34%とされた。しかし最近では（1993年頃より）臨床的に両者の鑑別が難しい症例もINDとされるようになり，IBDの1.6〜18%にみられるという。臨床的なINDの頻度は診断能力に影響されるので，診断精度の高い施設ほどINDの頻度が低くなる傾向がある。

## 3. 治療

### 1) 内科的治療の基本原則

クローン病の治療は内科的治療が原則であり，日本で広く行われている栄養療法と欧米で第一選択とされる薬物療法の2種類がある。我が国では栄養療法は薬物療法に比べてクローン病の活動度，炎症指標，画像所見の改善に有効であるとする報告が多い。①原因不明で，完治療法はないこと，②目的は緩解導入・緩解維持であること，③腸管外合併症の治療と回避が必要であること，④難治例と腸管合併症例に手術適応があることを理解しておかなければならない。

### 2) 栄養療法（標準療法）

(1) 栄養療法の意義

栄養療法には大きく分けて栄養補給（supplementation）と病変治療（primary therapy）の二つの意義がある。十分な栄養補給により・栄養状態の改善が図られ，病変治療法としては①臨床症状の改善，②腸管病変の改善が図られる。

(2) 完全経腸栄養（TEN）と中心静脈栄養（TPN）

細胞性免疫能の亢進や bacterial translocation・感染の危険性が少ないという意味で完全経腸栄養は中心静脈栄養より優れているといえる。完全経腸栄養の緩解導入率は85～95％とされる。しかし，腸閉塞，穿孔，短腸症候群など腸管の絶対安静を必要とする病態では中心静脈栄養の適応である（図14）。

(3) 経腸栄養剤の種類

①成分栄養剤としてエレンタールが，②消化態栄養剤（部分水解（ペプチド）栄養剤）としてエンテルード，ツインラインが，③半消化態栄養剤（ポリメリックダイエット）としてエンシュアリキッド，クリニミール，ベスビオンなどがある（表25)[註25]。

```
                栄養療法
           寛解導入率：85-95%
                                      感染の危険

                                    中心静脈栄養
                                       (TPN)
               経腸栄養
                (TEN)
                                         絶対的腸管安静
                                       ＊腸閉塞，穿孔，
                          VS            短腸症候群
           細胞性免疫
           bacterial translocation
```

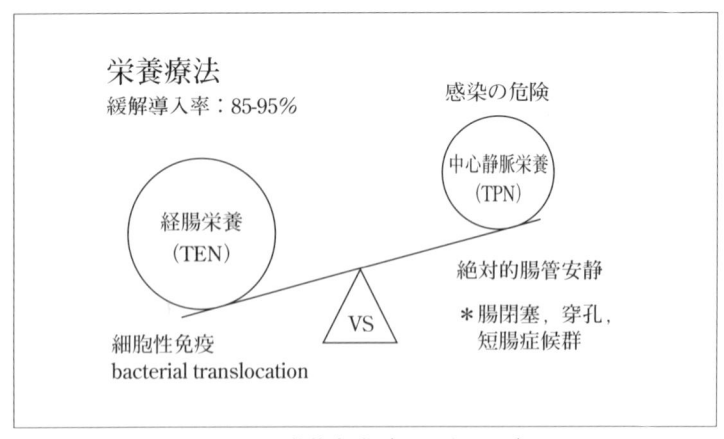

図14　栄養療法（TEN と TPN）

表25　経腸栄養剤の種類

| ①成分栄養剤＊ | エレンタール |
|---|---|
| ②消化態栄養剤<br>（部分水解（ペプチド）栄養剤） | エンテルード，ツインライン |
| ③半消化態栄養剤<br>（ポリメリックダイエット） | ニンシュアリキッド，クリニミール，ベスビオンなど |

＊味がまずく経口摂取不可，高浸透圧下剤，必須脂肪酸の欠乏

(4) 栄養療法の実際―中等症・重症（急性増悪期）―

入院・絶食にて経腸栄養療法（total enteral nutrition：TEN）を行う。経鼻チューブよりエレンタール2000kcal（35～40kcal/kg）以上を6～8W継続する（炎症反応が強い場合には40～45kcal/kg）。この際，エレンタールのみでは必須脂肪酸の欠乏を合併するので，10～20%脂肪乳剤200～500mlを週に1～2回点滴静注しなければならない。

これで寛解導入できれば寛解維持療法（外来）に切り

註25：エレンタールはタンパク質をアミノ酸に分解したもの（抗原性が少ない）で，味がまずくて経口摂取が不可能とされてきたが，最近では各種フレーバー（オレンジ，リンゴ，パイン，アセロラ，ヨーグルト味など）が揃っており，味も良くなって経口摂取も可能となっている。しかし，高浸透圧下痢，必須脂肪酸の欠乏には注意しなければならない。

替える。具体的にはエレンタール1200kcal以上（4パック以上）で在宅経腸栄養療法を行う[注26]。軽症例には外来で薬物療法を行うこともある。

完全栄養療法で改善しない場合には，IVH2000kcal以上の完全静脈栄養（total parenteral nutrition：TPN）とし，抗生剤の投与を行う。腸管外合併症にはPSL（40〜60mg）を併用する（図15）。

外科手術は発症から5年で16％に，10年で約50％に行われる。

(5) クローン病緩解維持食事療法

田辺節子ら（兵庫医科大学栄養部）は，表26に示すよ

```
栄養療法の実際
 — 中等症・重症（急性増悪期） —
```

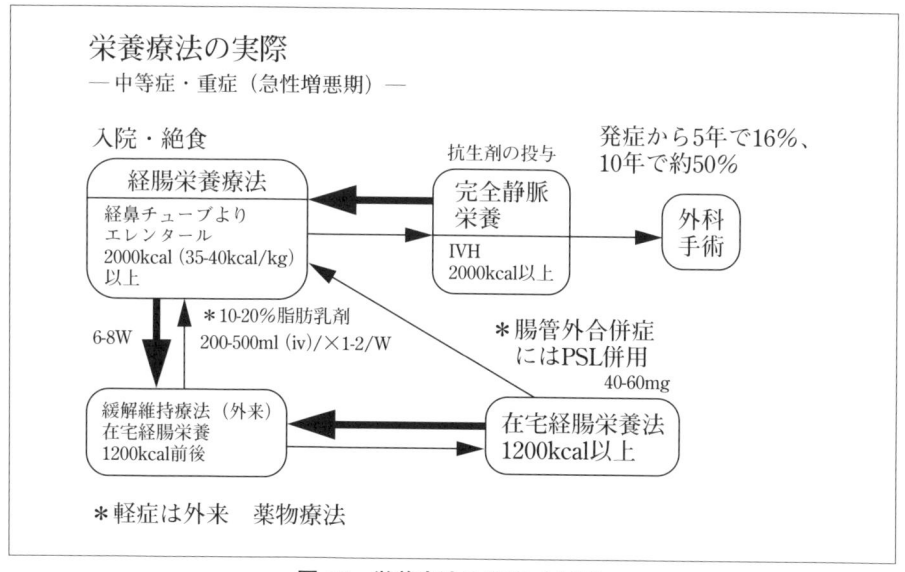

図15　栄養療法の実際（入院）

註26：細い経鼻チューブ（feeding tube）を自己挿入してTEN/HEN（home enteral nutrition）を行う方法は，初めての場合は入院で練習・体得してもらい，以後在宅で行うことができるようになる（total elemental enteral hyperalimentation：TEEH，home elemental enteral hyperalimentation：HEEH）。浸透圧性下痢を防ぐためにinfusion pumpを用いて少量ずつ持続注入する（10〜160ml/時）。しかし，最近ではエレンタール4〜6パック程度なら経口で摂取する人が増え，朝・昼・夕・就寝前などにほぼ一気に服用しても下痢の合併はほとんどみられない。幽門輪の機能のためであろう。

うなエレンタールと食事の取り方を報告している。すなわち，エレンタール4パックでの維持療法では総摂取カロリー量を2400カロリーとし，半分を食事で経口摂取し脂肪量を20gとする方法である（表26）。通常1800カロリーを食品で摂った場合，脂肪量は30g程度とされる。脂肪量の摂取を1日50g以下にすべきであるという意見もある註27。

### 2) 薬物療法

(1) ステロイド投与の適応

①眼病変にはステロイド剤の点眼を行う。②関節病変（腸性関節炎）にはNSAIDSは無効であり，ステロイドの投与が必要である。また，③壊疽性膿皮症（下腿前面）にはステロイド投与が必須である。遅れると骨髄炎を合併して下肢の切断に至ることもあるので注意を要する。

(2) 緩解維持療法および術後再燃防止・再発予防法（外来）

夜間在宅経腸栄養（1200kcal前後）と薬物療法（5-ASA 1.5～3g/D）を行う。栄養剤は成分栄養剤で行うこ

> 23) 50%をED，残りを低脂肪・低残渣食とする栄養療法による再燃・再入院予防効果を報告。

**表26 クローン病緩解維持食事療法**

| 総摂取カロリー | ED | | 食事 | | 食事摂取栄養 | | | |
|---|---|---|---|---|---|---|---|---|
| | kcal | パック | kcal | % | 蛋白 | 脂肪 | 糖質 | 繊維 |
| ①2700 | 2400 | 8 | 300 | 11 | 15 | 7 | 45 | 3 |
| ②2700 | 2100 | 7 | 600 | 22 | 33 | 10 | 90 | 5 |
| ③2400 | 1800 | 6 | 600 | 25 | 33 | 10 | 90 | 5 |
| ④2400 | 1500 | 5 | 900 | 38 | 45 | 15 | 140 | 6 |
| ⑤2400 | 1200 | 4 | 1200 | 50 | 48 | 20 | 190 | 6 |
| ⑥2400 | 900 | 3 | 1500 | 63 | 60 | 20 | 250 | 7 |

兵庫医科大学栄養部次長　田辺節子より

---

註27：松枝ら[23]はTEEHで緩解導入後に，在宅で必要カロリーの50%をHENでとり，残りの50%を低脂肪・低残渣食とする栄養療法により，再燃・再入院予防効果を報告している。再燃が起これば速やかにEDを増量し，緩解が維持されていれば最大70%まで経口で摂取する方法である（スライド方式による在宅経腸成分栄養療法）。

とが望ましいが，消化態栄養剤，半消化態栄養剤を混ぜて使用することもある（経口）。1200kcal以下で再燃率が高いとする報告がある。ペンタサは経口摂取再開と同時に開始し，長期間（最低2年間）投与する。大腸型に限りサラゾピリン（SASP）でも可である（図16）。

(3) 再燃・再発に対する治療

在宅経腸栄養法を順次スライド方式に1200kcal以上に増量する。効果がなければ経鼻チューブよりエレンタール2000kcal（35～40kcal/kg）以上を投与する完全経腸栄養療法に移行する。薬物療法としては5-ASAを増量（3g/D）し，PSL 40～60mgを投与する。PSLの減量・離脱が困難な場合はアザチオプリン，6-MP 50～100mgを投与してPSLの減量・離脱を図る。効果不十分な場合にメトロニダゾール750mgを投与する（図17）。

### 3）栄養療法の問題点

成分栄養剤で全エネルギーを補給すれば緩解維持率は100％近い。しかし，そうはいっても人間らしく美味しいものも食べたいものである。そこで，食事と栄養剤，薬剤の併用で緩解維持を図っている施設が多い。

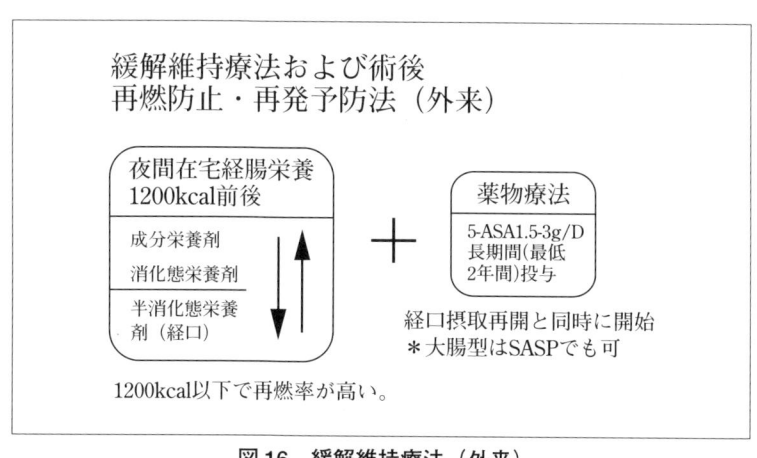

**図16　緩解維持療法（外来）**

```
再燃・再発に対する治療          薬物療法
                              5-ASA増量
   在宅経腸栄養法                (3g/D)
  1200kcal以上に増量

         スライド方式            PSL40-60mg        減量・
                                                 離脱
                              減量・離脱困難        効果不十分
   完全経腸栄養療法
    経鼻チューブより        アザチオプリン、     メトロニダゾール
    エレンタール          6-MP50-100mg        750mg
    2000kcal (35-40kcal/kg)
    以上
```

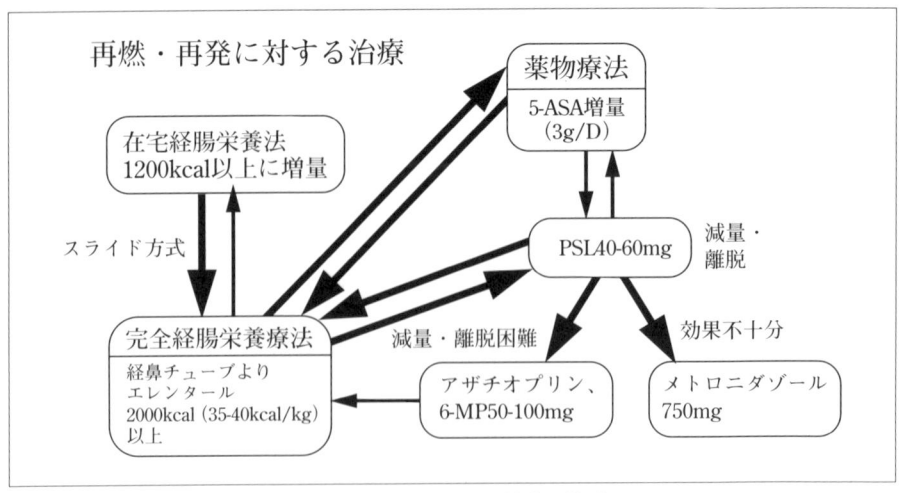

図17 再発・再燃に対する治療

### 4）食品の選び方

前述の田辺節子らは食べても良い食品と避けた方が良い食品を紹介している。動物性脂肪の摂取を控えた方がよいことは報告されているが，その他の食品については理論的根拠に乏しいものも多い。いずれにしても食べられる食品が多いことを知るべきである。

栄養士による栄養評価分析とアドバイスを受け，栄養管理の客観的評価（栄養士）を行うことが重要である。保健所・患者会による調理実習やメニュー検討会，調理・試食会，メニューカードの作成などが行われている。

(1) 食べてよい食品

主食（ごはん，かゆ，うどん，もち，食パン），大豆（豆腐，高野豆腐，ゆば，味噌，豆乳），魚類（かれい，たい，すずき，あじ，かじき，まぐろ赤身，いわし，さば，さわら，さんま，かき，はんぺん，かまぼこ），卵類（鶏卵，うずら卵）註28，線維（じゃがいも，里芋，長芋，

---

註28：ウズラ卵はn-3系が多いとされているが，鶏卵にしても飼料によって組成が変化する（一般的にはウズラ卵10個100gにドコサヘキサエン酸 0.3g，鶏卵は2個100g中 0.2gとされ，αリノレン酸は同程度とされる。）。

はるさめ, 大根, にんじん, かぶら, ほうれん草, 白菜, キャベツ, ブロッコリー, カリフラワー, タマネギ, かぼちゃ, トマト, なす, リンゴ, 桃[註29], メロン, ブドウ, すいか), 砂糖 (砂糖, ペーストジャム, 菓子 (白玉, ぜりー, くずきり, あめ, みたらし団子)), 嗜好 (日本茶, ウーロン茶), 調味料 (塩, しょうゆ, ソース, みりん)

(2) **できれば避けた方がよい食品**

大豆 (納豆すりつぶし), 魚類 (うなぎ, ぶり脂身), 肉類 (地鶏ささみ)[註30], 乳類 (低脂肪ヨーグルト, チーズ, スキムミルク), 線維 (バナナ)[註29], 海草 (焼きのり, 椎茸), 油脂 (しそ油, えごま油, すりごま), 砂糖 (はちみつ), 菓子 (こしあんまん), 嗜好 (緑茶, 紅茶), 調味料 (酢, ケチャップ, ノンオイルドレッシング)

(3) **避けた方がよい食品**

主食 (玄米, 中華そば, クロワッサン, 揚げパン, ライ麦パン), 大豆 (おから, 油揚げ, 生揚げ), 魚類 (いか, たこ), 貝類 (佃煮, 塩干物, 油漬け缶詰), 肉類 (牛肉, 豚肉, ハム, ソーセージ, ベーコン), 乳類 (牛乳, 生クリーム バター, アイスクリーム, 乳酸菌飲料), 線維 (大豆, 小豆, うずら豆, ピーナッツ, カシューナッツ, アーモンド, さつまいも, こんにゃく, ごぼう, れんこん, タケノコ, ふき, 山菜, セロリ, ミョウガ, もやし, うど, とうもろこし, 柿, 梨, 苺, パイナップル, キーウイ, 酸味の強い柑橘類), 海草 (ひじき, 昆布, きのこ), 油脂 (ラード, バター, 揚げ物), 菓子 (洋菓子, スナック, クッキー, チョコ, つぶあん, 豆菓子, おかき, 炒り豆), 嗜好 (アルコール, コーヒー, 炭酸飲料, ココア), 調味料 (香辛料, マヨネーズ, ドレッシン

---

註29：リンゴ, バナナ, 桃には水溶性の線維 (ペクチン) が多く含まれているので, 下痢や便秘によいとされる (整腸作用)。したがって, UC, CD に有効である。

註30：ビーフやポークなど四つ足の動物の肉は良くないが, カモや鶏などの二つ足なら食べて構わないといわれるが, これについても風聞の域を出ない。飼料にリノール酸を多く含んでいる大豆やトウモロコシが使用されていれば, カモの肉でも n-6 系が多い脂肪分となる。抗原性という観点からは動物性脂肪を避けた方が無難である。

グ）註31

(4) 食品に含まれる脂肪量

　食品100g中に含まれる脂肪量はおおよそ豚バラ40g, 魚の脂身（トロ）25g, 卵11g, 木綿豆腐5g, 牛乳3gと考えてよい。

5) 新しい治療法
(1) 抗TNF-α抗体（Infliximab）

　TNF-αというのは単球・マクロファージから放出される炎症性サイトカインであり，この炎症性サイトカインが炎症を増悪させると考えられている。そこでこのTNF-αに対する抗体を作成して注射し，炎症を抑えようとする方法が考案された。抗TNF-α抗体（Infliximab）は一部マウスから作られるので，キメラ抗体となっている。難治性のクローン病（瘻孔など）が適応となる註32。日本でも治験がクローン病と関節リウマチに行われ，既に終了して厚生省に申請中である。潰瘍性大腸炎には効果がないとされる。1回の注射で6〜8週間炎症が沈静化するが，2回，3回と注射すると，人にマウスに対する抗体ができ，ひどい場合はショックを起こす危険性も考えられる。そこで副作用を抑える目的で，ヒト型組み換えTNF-α受容体結合蛋白（recombinat human TNF-alpha receptor fusion protein ; entanercept）やヒト型モノクローナル抗TNF-α抗体（CDP571）が開発・治験されている（欧米）。また，抗炎症性サイトカインとしてヒト型組み換えIL-10 (rhIL-10), IL-11 (rhIL-11) の投与も治験されて

24) 抗TNF-α抗体が有効であるとの最初の報告。

註31：食品は原則として高蛋白，高カロリー，低脂肪・低残渣食で刺激の強くない食品という視点で選ばれているようである。具体的には油類を避け，インスタント食品を使用しない。アルコール，刺激の強い食品は避け，食品添加物に注意するなど。繊維性の消化の悪い食品は通過障害を起こす危険性があるので避けた方がよい。シソ油の主成分は炎症に抑制的に働くαリノレン酸 (n3系) なので，1日に10g以下を目安の使用する (n6系のリノール酸を避ける)。基本的にご飯など穀類を中心に十分なカロリーを摂取することが重要である。

註32：最初に抗TNF-α抗体が有効であるとの報告は12歳の治療抵抗性の小児CD例であった[24]。ステロイド，免疫抑制剤，5-ASA，栄養療法が無効であったが，抗TNF-α抗体 (cA2) 投与により臨床症状・CDAIの改善がみられ，内視鏡的緩解に至った (3ヵ月持続)。

いるが，現段階では予期した効果は現れていないようである。
(2) ステロイド剤の種類と投与法（DDS：Drug Delivery System）
(3) 白血球除去療法 leucocyte-apheresis（LCAP）
顆粒球除去療法 granulocyte-apheresis（GCAP）
　UCと同様に，急性期の炎症を緩解に導入する新しい治療法として期待されている。
(4) その他の薬物療法
　最近，クローン病術後再発予防薬としてメサラジン，メトロニダゾール，メルカプトプリンが検討され，メルカプトプリンが優れていることが報告されている。症例報告としてはクローン病に対するサリドマイドやFK506の効果も報告されている。ICAM-1に対するアンチセンスオリゴヌクレオチドの効果が期待されている。

## 6）外科治療（手術）
(1) 外科治療の適応
　CDの手術適応には，腸閉塞，穿孔，大量出血，中毒性巨大結腸症などに対する絶対的適応と難治性狭窄，内外瘻孔，膿瘍形成，発育障害，二次性肛門部病変に対する相対的適応がある。UCと同様で，絶対的適応に問題はないが，相対的適応は栄養療法や薬物療法の効果との兼ね合いで決定される[註33]。
　術式は病変部の小範囲切除か狭窄形成術が行われる（図18）[註34]。
(2) 狭窄形成術の術式と適応
　狭窄形成術の術式にはHeinke-Mikulitz型，Finney型，

---

註33：最近では数ヵ月以上の長期間に及ぶ内科的入院治療はCD患者のQOLを悪化させるので，比較的早期に外科治療を選択した後に術後栄養療法などを選択した方がよいとする考え方が主流である。

註34：約30年前にはCD病変部の根治的切除と称して，術中内視鏡診断を用い大量の小腸切除が行われた時期もあった。しかし，CDは外科的に根治し得ない病態であることが理解され，上記術式が標準術式となっている。

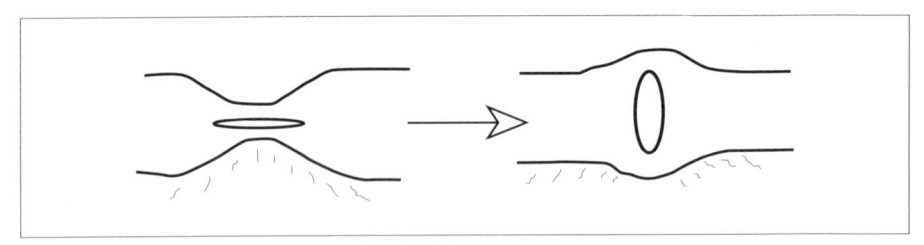

**図18 狭窄形成術（Strictureplasty）**

Jaboulay型，その他（Michelassi, Jadd型）がある。狭窄形成術の約3/4は図18に示すHeinke-Mikulitz型が施行されている。適応は非活動期の輪状狭窄で狭窄の範囲が狭い例とされる。しかし，その判断根拠は曖昧なことが多い。通常CDの縦走潰瘍は腸間膜側に発生し，炎症が慢性化するにつれ，ひきつれて狭窄像を呈する。したがって，腸間膜反対側には強い炎症を伴わない例がある。

このような症例に狭窄形成術の適応が生ずると考えられる註35。

小腸型では小範囲切除にしても，狭窄形成術にしても術後早期合併症は少なく，比較的安全な手術といえる。膿瘍や瘻孔を形成すると手術の難易度が増し，術後合併症の頻度も高くなる。

(3) 狭窄形成術後の再燃・再手術率

CDの累積再燃・再手術率は高く，10年，15年と経過すると50％を越えるとされる。欧米の報告では33〜82％の再手術率が報告されており，さらに再々手術率も22〜33％と高い。一方，我が国では術後栄養療法の再燃防止効果が強調されている註36。

(4) 術後累積再発率／再手術率と生命予後

術後累積再発率は高く，50〜70％（再手術率40〜50％，

---

註35：多発狭窄例では何ヵ所でも狭窄形成術を行うのか，隣り合った狭窄が近い場合はなど，個々の症例に対応して腸管切除と狭窄形成術が組み合わされて行われているのが実状である。平成6年度厚生省研究班のアンケート調査（13施設，71例，205ヵ所）では，狭窄形成術は平均2.9ヵ所（1〜11ヵ所）に行われており，76.8％で腸管切除が合併施行されていた[7]。

再々手術率10～30％）とされている註37。長期の予後生命予後は健康人とほとんど変わらないとされる。短腸症候群（ポリサージャリー）となると，小腸の長さが70～150cmでは在宅経腸栄養法が，また70cm以下では在宅中心静脈栄養法や小腸移植の適応となる。

(5) 腹腔鏡補助下手術

　低侵襲性，整容上のメリット，QOL（若年者），再手術が容易などの観点からCDに対する腹腔鏡下手術（回盲部切除術，回腸切除術，結腸切除術，狭窄形成術など）が選択されている。しかし，全てのCDで腹腔鏡下手術が可能かなど適応が問題である。瘻孔，膿瘍形成例への適応はどうか，施行した場合の術後の創感染，開腹術への変更などのリスクはなど，今後解決しなければならない問題も多い註38。

(6) 大腸型CDに対する外科治療

　大腸型CDに大腸全摘・パウチ肛門吻合術は禁忌とされるが（合併症頻度が高い），急性，慢性の大腸炎，大腸狭窄，直腸肛門病変などに対して外科治療が選択されるこ

7) 前出
25) CD術後再発のリスクファクターとして喫煙が関与しているとの報告。
26) 35歳未満のCD術後再発リスクが高く，性差，病悩期間，喫煙は関係ないとの報告。

註36：わが国の平成6年度厚生省研究班のアンケート調査（13施設，71例，205ヵ所）では，術後5年累積再燃率は53％であり，再手術率は31.1％と報告されている[7]。この差は欧米では薬物療法が主体であるのに対し，わが国では術後栄養法が主に行われることによる可能性が高い。兵庫医科大学第2外科の成績によれば，術後栄養療法施行例では非施行例に比較して初回手術まで期間が長くなり（68ヵ月 vs 13ヵ月），再手術率も低くなる（23.9％ vs 52.6％）との成績である。

註37：Moskovitzら[25]は92例の回盲部切除例を検討し，累積3年再燃率と再手術率がそれぞれ45％と22％であり，再発のリスクファクターとして喫煙が術後再燃（2.4倍）・再手術（3.1倍）に関与していると述べている。また吻合法や年齢，ピルの使用は関係がなかったと述べている。一方，Yamamotoら[26]は腸管切除を伴わない狭窄形成術例で再燃のリスクファクターを検討し，35歳未満のリスクが35歳以上の約11倍であり，年齢以外の性差，病悩期間，喫煙などは関係しなかったと報告している。また回腸結腸吻合部再発については器械による側側吻合術が合併症が少なく，再発率も低かったと述べている。

註38：CDでは小範囲切除，狭窄形成術が腹腔鏡下手術のよい適応である。しかし，膿瘍，瘻孔形成例や大腸全摘術は適応にならないと考えられる。非穿孔型小腸CDに対する腹腔鏡下手術による小範囲切除，狭窄形成術はかなりの施設で技術的に施行可能であると考えられる。腹腔鏡下小腸切除術（K714-2；25600点）は保険適応になっているが，狭窄形成術（K728；9830点）自体は保険適応になっていない（平成12年4月改訂）。実際には狭窄形成術のみで終わる症例は少なく，小腸の小範囲切除も合併して行われることが多い（80％）。外科治療の選択は患者の権利であり，どういう方法があるのかの説明を受けて（インフォームドコンセント）決めることになる。

とも事実である。大腸全摘・永久的回腸瘻造設術がよいのか，結腸を全摘し，回腸直腸吻合術を行うのがよいのか，あるいは直腸断端を閉鎖する術式（ハルトマン手術）がよいのかなど，まだ明らかでない点も多い註39)。

(7) CD肛門部病変（痔瘻など）の手術

合併症としての痔瘻の根治術は行わず，切開排膿のみとする（Drainage Seton法）。メトロニダゾール，抗生剤が投与される。痔瘻もCDの活動性病変と考えるべきであり，まずCDの腸管病変を緩解に導入することが大切である。痔瘻が悪化して疼痛がひどい場合は，肛門周囲膿瘍を合併しているので，排膿を図り，抗生剤などの投与が必要となる。複雑な痔瘻に対してはドレナージシートン手術が行われる註40)。

(8) 上部消化管CDの外科治療

上部消化管CD，特に十二指腸狭窄に対してバイパス術や狭窄形成術が選択される。十二指腸狭窄形成術は安全な術式ではあるが，長期的には過半数の症例で最狭窄により再手術（再狭窄形成術やバイパス術）を要している[29)]。したがって，十二指腸狭窄に対してはバイパス術の方が無難であるといえる。

27) 大腸型CDには合併症は多いが，再燃率が低い大腸全摘・回腸瘻造設術がよいとの報告。
28) CDの約40%に肛門病変が合併，10～15%は先行発症し，その約30%は自然治癒。
29) CD十二指腸狭窄に対しては狭窄形成術よりバイパス術の方が無難との報告。

註39：Yamamotoら[27)]は大腸全摘術は直腸肛門病変例に選択されることが多く（90%），この術式は合併症率が高い（36% vs 5%）が，小腸病変による累積再燃・再手術率は低かった（15年で26% vs 48%）と述べている。また彼らは回腸直腸吻合術と直腸断端閉鎖術式とを比較し，直腸断端閉鎖術式は小腸病変による累積再燃・再手術率は低かったが（18% vs 37%），残存直腸病変による直腸切除術の頻度が高かった（58% vs 22%）と報告している。また，彼らは小腸病変再発のリスクは男性が女性の2.4倍で，30歳以下が30歳以上の2.6倍と述べている。現段階で大腸型CDに対する術式は大腸全摘・回腸瘻造設術といえるが，合併症を予防すべく技術的な改良を加えなければならない。

註40：CDの約40%に肛門病変の合併があり，10～15%は肛門病変が先行して発症するとされる。この肛門病変の約30%は自然治癒するともいわれる[28)]が，その治療法の選択には一定程度の混乱と誤解があるようである。すなわち，CDに合併する痔瘻の約60%は低位筋間痔瘻であり，その90%程は通常の痔瘻に対する標準術式であるlaying open法（開放術式）で治癒させることができる。高位筋間痔瘻や坐骨直腸窩，骨盤直腸窩痔瘻に対しては，痔瘻根治術を施行して括約筋不全を合併しないようにシートン法が選択される（6～12ヵ月）。最近では複雑痔瘻に対するレーザー治療＋シートン法の報告もある。直腸病変，特に直腸膣瘻に対しては様々な術式が試みられているが概して成功率は不良である（50%程度）。また直腸病変にはストマ造設が必要との考え方もある。さらに，長期間難治性の痔瘻については癌化にも注意しなければならない。

## 7) 合併症
### (1) 腸管合併症
　合併症（腸管）には①腸管狭窄[註41]，腸管穿孔，②腸瘻（腸管・腸管，腸管・膀胱，皮膚，直腸・膣瘻），腹腔内膿瘍，③腹部腫瘤，④肛門病変（難治性痔瘻，肛門周囲膿瘍，裂肛），⑤胃・十二指腸病変（多発性アフタ，潰瘍，狭窄），⑥癌などがある。肛門病変は 60 ～ 85 %に合併する（表28）。

### (2) 腸管外合併症
　クローン病566例のアンケート集計よれば，①低蛋白血症（栄養障害），②関節炎（3 %），③肝障害（1.4 %），④皮膚病変（結節性紅斑1.8%，壊疽性膿皮症，ばち状指，多形滲出性紅斑），⑤強直性脊椎症，⑥口内アフタ，⑦成長障害（5 %），⑧肛門部病変，⑨眼病変（虹彩炎，ブドウ膜炎），⑩血栓性静脈炎などがある。ばち状指と強直性脊椎症を除くと緩解導入が効果的である（表29）。

### (3) 栄養障害とその原因
　栄養摂取低下，消化吸収能の低下，蛋白漏出性，異化亢進により低蛋白血症と成長障害が合併する。SASPの葉酸吸収拮抗作用により葉酸欠乏性貧血が，微量元素欠乏

表28　合併症（腸管）

| |
|---|
| ①腸管狭窄，腸管穿孔 |
| ②腸瘻＊，腹腔内膿瘍 |
| ③腹部腫瘤 |
| ④肛門病変（難治性痔瘻，肛門周囲膿瘍，裂肛）　　60～85% |
| ⑤胃・十二指腸病変（多発性アフタ，潰瘍，狭窄） |
| ⑥癌 |

＊腸管・腸管，腸管・膀胱，皮膚，直腸・膣瘻

---

註41：CDによる直腸狭窄や結腸・終末回腸部・十二指腸狭窄に対して，最近内視鏡下のバルーンによる拡張術（内視鏡的バルーン拡張術）が試みられている。確かに手術を回避できる有効な治療手段であると考えられるが，合併症のリスクもあり，金属ステントによる拡張術も含めて今後の検討課題である（適応と手技）。

| 表29　腸管外合併症 | ＊栄養障害 |
|---|---|
| ①低蛋白血症＊ | ⑥口内アフタ |
| ②関節炎　3.0% | ⑦成長障害　5% |
| ③肝障害　1.4% | ⑧肛門部病変 |
| ④皮膚病変※ | ⑨眼病変　(虹彩炎，ブドウ膜炎) |
| ⑤強直性脊椎症 | ⑩血栓性静脈炎 |

※結節性紅斑1.8%，壊死性膿皮症，ばち状指，多形滲出性紅斑
　ばち状指と強直性脊椎炎を除くと緩解導入が効果的

クローン病566例アンケート集計より

(Zn,Mg,Se,Fe,Ca)やビタミン欠乏（A,D,E,Kは脂肪吸収障害により，Cは摂取不足により，B12は回腸末端病変が原因となる）が合併する。貧血には鉄欠乏性貧血，葉酸欠乏性貧血，ビタミンB12欠乏性貧血がある。膵炎，胆石（胆汁酸の腸肝循環障害），尿路結石（脂肪吸収障害に伴う蓚酸結石）を合併することがある。

# Ⅳ. 癌化とサーベイランス

## 1. 頻度

UCに大腸癌合併のリスクが高いことは昔から知られている[30]。欧米では3.6%と報告されている（226/6190）。全大腸炎型で6.3%，左側大腸炎型で1.0%とされる。我が国では1.0%程度で欧米より低いとされるが，年々増加傾向を示している（1995年までで227例の報告）註42。

## 2. リスクファクター

罹病期間（10年以上）と罹病範囲（全大腸炎型）がリスクファクターとされる。欧米の報告では10年で0〜5%，20年で8〜23%，30年で30〜40%である。実際に罹病期間の長い全大腸炎型で癌化のリスクが高いといえるが，左側大腸炎型でも約1/6のリスクがあるとされる。

最も確実なリスクファクターとしてdysplasiaの存在があげられる。dysplasiaの大部分は平坦な粘膜に認められる異型上皮であり，HGD（high grade dysplasia），LGD（low grade dysplasia），IND（indefinite）に分けられる。隆起を伴う場合はDALM（dysplasia associated lesion or mass）と呼ばれる。HGDはそのものが既に粘膜内癌であり，HGDやLGDが認められた場合には他の部位に大腸癌を合併しているリスクが高いとされる[33]註43。

---

30) UCに大腸癌合併のリスクが高いとした最初の論文。
31) CDに合併する小腸・大腸癌の頻度が高いことを報告。
32) CDに合併する大腸癌のリスクは罹病期間が長くなると増大すると報告。
33) dysplasiaが他部位に大腸癌を合併しているリスクであるとした論文。

---

註42：CDの発癌リスクも一般人に比べて小腸癌で43〜114倍，大腸癌で3.4〜20倍と報告されている[31]。CDに合併する大腸癌のリスクは10年で0.3%，20年で2.8%との報告もある[32]。一方で，一般人との差は少ないとする報告もあり，評価は一定していない。

## 3．サーベイランス

　発症後7〜10年以上経過した全大腸炎型では異形成（dysplasia）早期発見のために1年に1回の大腸内視鏡検査を受けることが望ましい（癌化のリスクが高い）。全大腸内視鏡検査で，平坦で，一見正常な萎縮性粘膜とみえる上皮から10cmおきの生検を行って診断する[註44]。

　いずれにしてもdysplasiaの存在（HGD,LGD,IND）は癌化の重要なリスクファクターであり，進行癌に進展する前に外科治療（大腸全摘術，パウチ手術）を受けなければならない。進行癌になって，症状が出現してからでは助からない例が多いことを銘記すべきである。

---

34）厚生省班会議（武藤班）から潰瘍性大腸炎異型上皮の病理組織学的診断基準が示された。

註43：dysplasiaの診断は難しく，特に活動期での診断は困難であるとされる。そこで，dysplasiaの病理組織学的診断基準が示されている[34]。それにしてもHE標本における診断精度には限界があり，最近ではp53の過剰発現やカテニンの発現低下などを診断に利用しようとする試みがなされている（分子病理学）。

註44：最近ではビデオ拡大内視鏡の進歩により，ビロード状の隆起やピットパターンの変化からdysplasia病変にターゲットを絞った生検も行われている。

# V. こんな時どうする（Q & A）

## 1. 潰瘍性大腸炎

### Q1　原因はどこまで分かっているのか

　UC の原因を明らかにする研究は，過去30年以上にわたって，世界的な規模で行われてきたが，いまだに UC の原因は不明である。原因と結果が相互に関連して炎症を増悪させていることが解明され，増悪因子についてはかなり解明されてきた。すなわち①遺伝的素因（HLA），②抗原（腸内細菌，食餌性抗原），③ T 細胞，単球，マクロファージの活性化，④活性酸素，④微小循環障害，接着因子の関与等がそれである。これらに対応した治療法が開発され，一部治験が行われている。

　原因が分からないので原因療法（根治療法）が行われない。その意味では癌と同じである。ウイルスにしろ細菌にしろ感染症ならば，既に原因が解明されていてもいいはずであり，これだけ難解なのは，癌と同様にある種の遺伝子，タンパクの異常が，しかも単一でなく複合して関与していると考えざるを得ない。

　さらに UC は大腸粘膜にしか発症せず，ストレスが引き金になる点などを考えると，単なる局所の異常（感染）ではなく，高位の中枢から神経内分泌系を介した大腸粘膜（内分泌系）の異常反応（炎症）ではないかと考えられる。

### Q2　UC が CD になることがあるか

　基本的に原因も病態も異なる UC が CD になることはない。しかし，UC なのか CD なのかの診断が難しい場合がある（indeterminate colitis）。また小腸病変の場合は CD で問題ないが，大腸炎を CD と診断していたものが実は UC であった（誤診）とか，UC と診断していたものが実はアメーバ性大腸炎であったなどという誤診のケースもある。

### Q3　下痢と UC の活動度は相関するか

　下痢と UC の活動度とが必ずしも相関しない。UC が活動性になると程度の差はあっても粘膜の炎症を伴い，刺激による頻便，粘液の排出増加，粘血便と症状が

揃ってくる。単なる水様性の下痢は様々な原因で起こる。特に大腸の運動は自律神経支配なので，副交感神経優位の状態になると腸の運動が亢進して腸内容の通過時間が短くなり，結果として水分が吸収されずに下痢となる。

### Q4　心身症との関連は―ストレスは発症の引き金となるか―

　自律神経失調や心身症的な要因は下痢の発症に関与する。ストレスや過緊張が原因で副交感神経優位となり，下痢や頻尿といった状態になる。心身症がUCの原因ではないが，過度の下痢状態は腸管の安静が保てず，結果として再燃したUCを増悪させる方向に影響すると考えられる。ストレスが再燃の契機となることがあるのでストレスの上手な発散法を会得することが大切である（発症の原因ではない）。必要に応じて抗不安薬や精神安定剤の投与を考慮する。心身症の専門医に相談するのも一つの方法である。

### Q5　検査間隔（内視鏡検査，注腸検査）

　UCでもCDでも臨床所見から緩解期にある，あるいは炎症の程度や範囲が明らかであれば検査は不要である。むしろUCでは検査の前処置で再燃させたり，増悪させたりすることがあるので注意が必要である。活動期UCの検査時にはステロイドをバリウムに混ぜたり，内視鏡的に散布する必要がある。最近では注腸造影検査はあまり行われなくなっている。当センターでは活動期UCのインスタント内視鏡検査の前処置にベクロメサゾンの注腸液（100ml）を用いている。

　ただし，癌化のリスクのあるUC例（全大腸炎型，10年以上）では年1回の内視鏡検査と生検を受けなければならない。

### Q6　内視鏡検査の苦痛

　内視鏡検査が苦痛な場合，大きく分けて二つの理由がある。一つは検者の技量の問題であり，もう一つは手術後の癒着や炎症（被検者側要因）のために苦痛を伴う場合である。検者の技量の問題であれば，内視鏡医を変えるしかない。一部には静脈麻酔をして無痛検査を売りにしている施設もあるが，重大な合併症を引き起こす危険があるので勧められない。最近ではビデオスコープの改良が進められ，多少の修練を積めば内視鏡医であれば誰でも簡単に盲腸まで挿入できる時代になった。被検者側要因があって，どうしても必要であれば，入院して麻酔管理下に内視鏡検査を行うこともある。これまで3,000例以上の検査を施行してきたが，そのようなケースは実際にはない。何度も内視鏡検査をする医者，病院はやめた

方がよい。

### Q7　ステロイドはなぜ効かなくなるのか

　長期間，同じ種類のステロイド剤を投与すると，効かなくなるか，あるいは効きにくくなることがある。そのメカニズムは解明されていないが，活性化した白血球のレセプターが埋まってしまうことによるとの考え方がある。この場合，ステロイド剤の種類を変更するのも一つの方法である。

### Q8　ペンタサ6錠，プレドニン10mg／日の長期投与は妥当か

　長期間のプレドニン投与は満月様顔貌以外に重篤な副作用（骨粗鬆症，精神・神経症状，筋症，糖尿病，大腿骨頭壊死など）をきたすので，症状が落ち着いているのであれば積極的に漸減して中止すべきである。プレドニン5mgを緩解維持療法として用いるのは間違いである。この目的でサラゾピリン，ペンタサ，免疫抑制剤が用いられる。プレドニンを漸減して中止すればムーンフェイス（満月様顔貌）は1～2ヵ月で解消される。血清コルチゾール値でモニターすることになるが，正常値への回復に3～6ヵ月を要する例もある。

　もし，プレドニンを10mg以下にすると直ぐ再燃（ステロイド抵抗性，難治）するのであれば，ステロイドの種類（アンテドラッグ；吸収されず分解の早いステロイド）や投与法（注腸投与などの局所投与）を変更する必要がある。これらの変更によっても緩解が得られない場合には，免疫抑制剤（CyA）の投与や顆粒球除去療法（GCAP），最終的には手術（Jパウチ）を考慮すべきであり，いずれにしても，何らかの方法でプレドニンの離脱を図る必要がある。

　通常，成人のペンタサ1日投与量は9錠（サラゾピリン6錠に相当）と考えてよい。

### Q9　直腸炎の治療はどうする

　一般的に直腸炎は，活動期であれば坐剤（リンデロン坐剤，サラゾピリン坐剤，その他）の治療で十分であり，緩解に至れば経口のサラゾピリン（ペンタサ）で維持するのが普通である。直腸炎に経口のステロイド剤を投与するのは間違いである。

### Q10　ステロネマの投与は

　ステロネマは原則として左側大腸炎に投与される（局所治療）。ベータメサゾン

(3.95mg/100ml)の注腸療法なので，正常な大腸粘膜部分があると約50％が吸収される。したがって，ステロネマにしても漫然とした長期投与は避けるべきである。

### Q11 注腸すると痛がったり，直ぐ排出される場合にどうするか

50～100mlの注腸液が直ぐ排泄される場合にまず考えなければならないことは炎症が高度である可能性です。この場合には経口のステロイド剤投与やパルス療法で，ある程度炎症を抑えてから注腸療法を付加するとよい。

### Q12 緩解維持療法はいつまで続けるーサラゾピリン・ペンタサの内服

維持療法として，どの位の量と期間でサラゾピリン（ペンタサ）を内服するかについては議論のあるところである。サラゾピリン2錠とかペンタサ4錠／日では効果が期待できないとの報告もあるので，サラゾピリン4～6錠か，ペンタサ6～9錠／日で1～2年程度投与するのが適切と考える。5年間あるいはそれ以上維持療法を続ける場合もある。確かに内服を中止した場合，ある期間で再燃する可能性はある。しかし，例え再燃したとしても一寸した排便回数の増加や粘液便などにより早期に診断して内服や坐剤を再開すれば問題はない。

### Q13 ニューステロイドとは何か

ニューステロイド（アンテドラッグ）は通常のステロイド（プレドニゾロン，デキサメサゾン，ハイドロコーチゾンなど）と異なり，吸収されにくく，吸収されても直ぐに肝臓で代謝されて高い血中濃度を示さない薬剤である。ステロイドとしての力価は数十倍である。したがって，ステロイドとしての血中濃度が上がらないので，経口や静注で使うことはできない。この薬剤はもともと皮膚炎（局所塗布）や喘息（吸入）の局所治療用に開発された薬剤で，UCでは注腸療法として用いられる。

ステロイド特有の副作用はない。しかし，局所療法として薬剤が直接病変に接触しなくては効果がないので，UCでは左側大腸炎が良い対象となる。そこで，薬剤の投与方法が工夫されており，全大腸炎型に対しては腹腔鏡下手術などの軽い手術で虫垂瘻や盲腸瘻を造設し，そこからニューステロイドを順行性に投与する方法が試みられている。

具体的にはブデソナイドとプロピオン酸ベクロメサゾン，酪酸プロピオン酸ヒドロコルチゾン（パンデル；大正製薬）などがあり，ブデソナイドの注腸用製剤

は欧米で「ENTCORT ENEMA」として発売されている。ブデソナイド 2mg がプレドニゾロン換算で 25mg となる。また，最近欧米では，経口投与で，遠位側の回腸と大腸で放出されるブデソナイド製剤が開発され，注目されている。

### Q14　ニューステロイドはどこで手に入れる

日本ではニューステロイドの注腸製剤は発売されていない。このニューステロイドの原末（シグマ）は安価（6,150円/250mg）なので，メーカーはなかなか製品にしようとしない。そこで群馬県立がんセンターでは院内調剤でベクロメサゾンの注腸製剤を調剤して使用している（メチルセルロースで溶解，50ml 中にベクロメサゾン 2.5mg 含有）。ニューステロイドを使用している多くの施設では皮膚科用製剤のプロパデルムクリーム（1本 5g：ベクロメサゾン 1.25mg）を溶解して使用する場合が多い。勿論，どの方法でも健康保健は不適応となる。現在，メーカーが開発しようとしているのはペンタサの注腸用製剤である。

### Q15　ステロイド大量投与例の手術

ステロイド大量投与例では，免疫抑制剤と同様に感染に対する抵抗力を減弱させ，組織反応が抑制される。腸管の切除・吻合は組織と組織が癒合して完成するので，この癒合を抑え，感染を合併する危険性が増大することになる。大腸には腸内細菌が大量に存在するので，感染の危険性が増すということは縫合不全に結びつくことになる。

### Q16　大腸全摘術（Jパウチ手術）後の注意点

大腸全摘術（Jパウチ手術）は他に治療法がない場合に選択される。Jパウチ手術後の排便回数は1日6回程度の人が多いが，社会復帰は十分可能である。

大腸全摘術を施行すれば，炎症の場を取り除くということで，UC を根治することが可能である。したがって術後の薬物療法，食事の注意は不必要となる。運動も原則自由にできる。但し，排便回数と漏便に対して処置が必要な場合があることも確かです。

IAA でも IACA でも通常二期的手術で行われるので，一時的回腸瘻が造設される。したがって，術後の回腸瘻のケアが大切である（回腸瘻周囲皮膚炎）。回腸瘻は通常ループ（双孔）式で造設されるが，ケアがしやすいように単孔式の回腸瘻が選択される場合もある。この場合，回腸瘻閉鎖に開腹術を要するが，術後 QOL やコストの面でループ（双孔）式より有利であるとの報告がある。

### Q17　腹腔鏡下手術の適応と実際

　UCでもCDでも腹腔鏡下手術が行われる。パウチ手術も腹腔鏡補助下手術で行うことは技術的に可能である。しかし，勿論施行できる施設は限られる。ここで大切なことは適応であり，適応は手術の安全性と術後の成績（合併症の頻度，開腹術への移行頻度）から判断される。現段階でパウチ手術を腹腔鏡補助下手術で行うと8～10時間程度の時間がかかり（慣れてくれば短くなるが），開腹術（4時間前後）の倍近くかかる。保険適応ではなく未だ時期早尚といえる。

### Q18　食事との関係，食事の指導は

　活動期では絶食，TPN（重症）か，低残渣・高蛋白（白身の魚・赤身の肉・鶏肉・豆腐など）高カロリー食（白米・白パン・うどん・ビスケット・じゃがいもなど）とし，乳糖不耐症（日本人には比較的多い）の患者には乳製品を制限する。生野菜，果物，コーヒー，アルコール，強い調味料は避ける。下痢を誘発するような食生活，日常生活を避けることが大切である。

　緩解導入後は全粥か半消化態栄養剤を経てバランスのとれた常食に戻す（野菜スープ，果汁，よく煮た野菜，果物を徐々に加えていく）。以後緩解期には特に食事制限はない。

### Q19　ビール，ウイスキー，ワイン，日本酒は飲んで良いか

　キリンビールから発芽大麦（「GBF」）が販売されたこともあって，ビールがUCに良いと誤解されることもあるようだが，アルコールは胃酸分泌を亢進し，人によっては消化吸収障害を合併する。また，欧米ではパン酵母がよくないとされ（イースト菌に対するアレルギー），ビール酵母も同様と考える傾向がある。いずれにしてもアルコールですぐ空腹感を感じる人や下痢になる人はアルコールは種類によらず摂取を止めた方がよい。

### Q20　乳糖不耐症と食事

　まず，乳糖不耐症と乳糖アレルギーは異なることを知らなければならない。乳糖不耐症は乳糖分解酵素の欠損により起こり，症状は下痢で，湿疹などのアレルギー反応は引き起こさない。乳糖アレルギーより頻度は低いが，日本人には比較的多いようである。

　一方，乳糖アレルギーは食物アレルギーの一つで，牛の乳糖に対してアレルギー反応を引き起こす病態である。欧米では2～5％にみられるとされる。乳糖アレ

ルギーコントロールとの二重盲検試験を行って診断する（8ヵ月間）。Ig-E異存感作やリンパ球遊走試験なども行われる。この種の乳糖アレルギーでないものは乳糖不耐症と診断される。乳糖分解酵素自体は現時点で測定できない。いずれにしても乳糖不耐症や乳糖アレルギーでなければ乳製品の摂取に問題はない。

### Q21　ステロイド大量投与と生理不順

一般的にステロイドを長期・大量投与すると，副腎ばかりでなく脳下垂体に影響を与えて，各種の性腺刺激ホルモン（ゴナドトロピン）の異常を来たし，結果として生理不順，月経異常をきたすことになる。副腎皮質の機能が抑制されて（脳下垂体のACTHも抑制される），最悪の場合には副腎機能不全をきたすことになる。ステロイド投与を中止すれば副腎皮質の機能は回復し（約3ヵ月で），卵巣機能についても正常に回復すると考えられる。しかし，エストロゲン（卵胞），プロゲステロン（黄体）などの女性ホルモンのアンバランスが存続している可能性もある。この場合，婦人科でホルモンの検査（脳下垂体ゴナドトロピン；卵胞刺激ホルモンFSH，黄体化ホルモンLH，プロラクチンPRL）を受けた方がよい。

### Q22　妊娠について

寛解期での妊娠・出産を指導する。なお，妊娠中，産褥期の再燃に注意する。催奇作用について，サラゾピリン内服例と通常妊娠例との間にまったく差がないと報告されているが，妊娠中のサラゾピリン投与例に核黄疸，未熟児，死産などの報告もあり，妊娠3ヵ月までは一旦中止するのが無難である。サラゾピリン坐剤の投与は局所治療なので問題はない。妊娠初期の胚芽の時期（受精から約1週間で胎盤が形成され，その後母体と物質のやりとりが開始され，胚芽の器官形成は8週までに完了する），特に魚類から両生類，爬虫類，哺乳類と生物の進化をたどる劇的な変化の時期（受精後5～6週）には薬物の内服やX線被曝，ウイルス感染を避けた方がよいと考えられる。授乳によるサラゾピリンの乳児への影響はないとされる。ステロイドの全身投与は絶対必要な場合を除き避ける。

### Q23　学童期患者の体育・運動について

ステロイド内服中は体育は見学に留める。ステロイド離脱後は軽度の運動や体育授業への参加は原則として可能である。

### Q24　マラソンはよくないか

緩解期ならマラソンをすることも可能だが，過度の疲労やストレス，風邪などが再燃の引き金になることがあるので無理をすることは勧められない。順位や，タイムに関係なく，軽いジョギング程度なら問題はない。実際にテニス，スキー，水泳，トライアスロン，ボディービルなどのスポーツを楽しんでいる人もいる。長時間のジョギングやマラソンでは一時的に腸の血流が低下し，終了後に戻ることになり（虚血再灌流現象），海水浴や日焼けでは脱水になるので止めた方がよい。

## 2．クローン病

### Q1　病因と遺伝子（IBD）

病因は未だ不明のままである（遺伝子，微生物学，免疫学）。

CDの遺伝的な原因は複数の遺伝子により，最近の欧米の研究ではその遺伝子の存在する染色体上の位置が少しずつ明らかにされつつある。これまで染色体1，3，4，5，6，7，10，11，12，14，16，17，Xなど数多くのローカスが報告されている。この中である程度のコンセンサスがえられているものに，IBD-1（16;CD），IBD-2（12q;UC），IBD-3（6p;CD），IBD-4（14q11-12;IBD）などがある。

あるローカスが早期発症に関与するとの報告もあるが，軽症・重症・難治化との関係などについては不明である。原因が不明なので解りにくいが，症状の増悪についてある種の炎症性サイトカイン（TNF-$\alpha$など）を含めて免疫機序が関与していると考えられる。

### Q2　遺伝，感染について

家族内発症が欧米で20～25％，日本では10％以下で認められる。特定の遺伝子異常（遺伝性疾患）ではなく，家族や友人に感染することはない。伝染病であるがごときの誤解と偏見を排除しなければならない。

### Q3　痩せ細っているのは

痩せ細るのは栄養状態が不良なためにおこる。CDが活動期なので，吸収障害，タンパク漏出，摂取障害が合併していると考えるべきである。炎症マーカーとしてCRP，シアル酸，血小板，フィブリノーゲン，$\alpha$-2グロブリン，栄養指標とし

て血清蛋白，アルブミン，レチノール結合タンパク，プレアルブミン，総コレステロール，血清鉄，亜鉛等をチェックして補正，補充する必要がある。

### Q4　腹痛のある時の食事は

　小腸の通過障害を伴う腹痛であれば，その程度によるが，外科治療を加えて，なるべく早期に経口で食事を摂取できる状態に戻すべきである。

### Q5　検査間隔は

　緩解期間中は①臨床症状，②臨床検査（血沈，CRP，末梢血，血清総蛋白，血清アルブミン，総コレステロール，中性脂肪，鉄）を1～2ヵ月毎にチェックする。臨床症状，臨床検査から再燃が疑われた場合に小腸造影検査，注腸造影検査，大腸内視鏡検査を行うが，病変範囲（病型）が明らかであれば行わない。

　小腸の検査は小腸造影検査となるので，通常は入院検査となる。そこで，再燃の疑いがなければ（症状が安定して，血液検査上，CRPが正常），小腸造影検査は行わない。

　また再燃しても，以前の検査で小腸狭窄などの炎症の部位や範囲が解っていればあえて小腸造影検査を行う必要はない。小腸造影検査はCDの病態把握（病変の部位，狭窄・瘻孔の有無，縦走潰瘍，敷石像など）のために行われる。大腸CDの検査（大腸内視鏡，注腸造影検査）も同様であるが，こちらは比較的楽な検査なので，病態把握の目的で年に1回程度行われることが多い。この場合，病変（縦走潰瘍や狭窄病変）が治療によりどの程度改善しているかをチェックすることが目的となる。

### Q6　ED療法時（TEN）の微量元素の欠乏と対策

　エレンタールは分岐アミノ酸で構成され，味がまずく，高浸透圧で（下痢），脂肪（大豆油509mg）が極めて少ない構成になっている。したがって，10～20％の脂肪乳剤200～500mlを週に1～2回点滴静注しなければならない。放置すると脂肪酸欠乏となり，皮膚がかさかさになってくる。

　その他の微量元素（Zn, Fe, Mg, Ca, Se），ビタミン類も不足する。亜鉛，鉄，マグネシウム，カルシウムは含まれているが，欠乏するようであれば投与しなければならない。亜鉛欠乏性の皮膚炎が有名である。EDにセレンは含まれていないので，長期的に完全ED療法を行うと不足する。消化態（エンテルード，ツインライン），半消化態栄養剤（エンシュアリキッド，クリニミール，ベスビオン）には

含まれているので，1パック（本）位投与すれば問題ない。セレン欠乏による心筋障害が報告されている。亜鉛欠乏にはカキ鍋を食べると良い。

鉄，ビタミンB12，葉酸は含まれているが，これらの欠乏による貧血もある。微量元素，ビタミン，電解質を含めた栄養評価を行い，不足していれば補充する必要がある。

## Q7　クローン病（CD）手術後の注意点

基本的にCDは外科治療で根治できない（内科治療でも）。したがって，術後一定程度の食事制限，栄養療法，薬物療法が必要となる。運動は原則自由にできる。排便回数は再燃しなければ問題にならない。したがって術後再燃（5年で50％），再手術（5年で30％）を避けるために，術後栄養療法あるいは薬物療法を行う必要がある。何もしないと再燃・再手術の頻度は100％〜80％と高頻度となる。

## Q8　緩解維持栄養療法－EDは何パック必要か－

緩解維持療法としてのエレンタール投与は4P（1200kcal）／日とされている。実際には，最近のエレンタールは飲みやすくなっているので，エレンタール3P／日（朝，昼，夕）経口で維持されている場合も多い。

## Q9　緩解期の食生活は

食事が原因ではないので，あまり厳しい食事制限は必要ないとする考え方と再燃を防止するために一定の食事制限を行うとする考え方がある。食事制限の基本的な考え方は高カロリー（35〜40Kcal/kg），高蛋白，低脂肪食（15〜20g以下），低残渣食である。特に魚油由来のω3系脂肪酸の摂取とω6系動物性脂肪酸の摂取制限が重要とされる。ビタミン，ミネラル，微量元素の補充も行わなければならない。

## Q10　漢方薬の有効性について（IBD）

CDの腸管狭窄による腸閉塞症状に大建中湯が奏功するとされ，その機序は$\beta$-ヒドロキシサンショールによることが明らかにされている。UCにはツムラの柴苓湯（ステロイドの減量），人参湯（急性期），十全大補湯（血便），芎帰膠艾湯（出血），柴胡桂枝湯（サイコケイシトウ）などが使用される。緩解導入効果はなくても，少なくとも再燃，悪化の方向に作用することはないと考えられる。

### Q11　妊娠，出産について

普通の女性と変わりませんが，活動期の妊娠は避けるべきである。緩解期に薬物を中止して妊娠するのが理想的である。

### Q12　体を鍛えるための運動は

若い男性CD患者で，自分が痩せて体力がなくなっているのが病気のためではなく，運動不足によると誤解している場合がある。運動については活動期には避けた方が無難であること，まず緩解に導入することが重要で，緩解に導入できた後は緩解を維持しつつ積極的な運動も可能となることを説明すべきです。リハビリ自体は大切ですが，リハビリの計画は緩解導入後に行うことになります。アメリカのCD患者にはアイゼンハワー元大統領ばかりでなく，沢山のプロ野球選手もいる。

### Q13　学童期患者の体育・運動について

ステロイド内服中は体育は見学に留める。ステロイド離脱後は軽度の運動や体育授業への参加は原則として可能である。

### Q14　風邪薬の使用について（IBD）

原則として風邪薬の使用は一般人と変わらない。風邪はウイルスによる上気道感染症ですので，直接ウイルスに効果のある薬はなく，対症療法として処方される。但し，抗生物質などを漫然と服用していると下痢を誘発することがあるので，注意する必要がある。

### Q15　薬剤長期投与の問題点（IBD）

免疫抑制剤やSASP（葉酸欠乏）と発癌の関連性，メトロニダゾールと妊娠・授乳の安全性，セレン欠乏性心筋障害などに注意する必要がある。

### Q16　障害者手帳はもらえるか（IBD）

身体障害者の認定には「小腸機能障害」か「膀胱直腸機能障害」の身体障害者診断書・意見書が必要となる。この診断書は，各都道府県の指定医師のみが指定医療機関で署名・発行できる。

「小腸機能障害の障害度等級表」により，障害の程度（等級）の基準が決められている。手術により（これはクローン病に限らない），小腸が短くなった（短腸

症候群）場合に1級（75cm未満），3級（150cm未満）が認定される。短腸症候群でない場合は4級に相当するかどうかがポイントとなる。すなわち，「通常の経口による栄養摂取では栄養維持が困難」，①経腸栄養の適応という意味では（開始前），最近3ヵ月の体重減少率が10％以上，あるいは血清アルブミン値が3.2g/dl以下となり，②栄養療法実施中の場合は（開始後），経腸栄養で栄養所要量を満たしうる場合となる。要するに，経腸栄養を施行しないと低栄養の状態になるかどうかがポイントとなる。

「膀胱直腸機能障害」では永久的人工肛門が造設された場合が対象となる（4級）。但し，これにも人工肛門周囲皮膚炎などの合併症のある場合と決められている。

### Q17　厚生施設と職業訓練校（IBD）

身体障害者福祉法により，1年を限度として，入所して職業訓練と自立生活訓練を積む厚生施設が日本には5ヵ所ある（清瀬療護園など）。但し，これらは身体障害者手帳を持っていることが条件となっている。例外的に難病患者にも門戸を開いている施設もある（兵庫県職業訓練校）。

### Q18　生命保険への加入は（IBD）

病気のことを明らかにして入れる生命保険は現状ではないと聞いている。しかし，最近は過当競争の時代なので，例えば2年以上入院していないとか年齢とかで入れる可能性も残っている。がん保険には入れるようである。

### Q19　傷病手当金の支給（IBD）

社会保険加入者が病気のために仕事ができず，給料が受けられない場合の補償制度がある。条件はあるが，支給額は連続して休んでいる期間の4日目から1日につき基本給の約6割で，最長1年6ヵ月間支給される。社会保険事務所にある傷病手当金請求書に事業主の証明と医師の意見を付けて申請する。

### Q20　障害年金の支給（IBD）

障害年金とは心身に障害があって，働けないか働くことに制限を受ける場合の所得補償制度であり，障害基礎年金（国民年金）と障害年金（厚生年金，共済年金）がある。障害が固定しているか，初診日から1.5年以上経っていることなどが条件である。初診時状況の証明書，診断書（「その他の障害」の診断書），裁定請求書，就労状況の申立書などを付けて市町村窓口（国民年金），社会保険事務所，

共済年金窓口に提出する。制度が複雑なので，メディカルソーシャルワーカー（MSW）に相談するのがよい。

### Q21　特定疾患の申請と継続申請（IBD）

特定疾患の申請には，各都道府県の所定の書類を居住地の保健所に提出し，保健所が受理した日から適応となる。都道府県によっては医療機関毎に書類を作成したり，医療機関を変更する度に申請が必要な場合もある。継続申請については，平成11年度より3年に1度診断書を提出すればよくなったが，継続申請そのもの（症状報告書）については毎年必要である。入院月額14,000円，外来月額2,000円までの助成が受けられる。また，重症認定基準に該当する場合は別途重症認定申請をすれば入院・外来ともに無料になる。

### Q22　見舞金制度（IBD）

地方自治体（都道府県，市町村）によって難病患者に対する見舞金制度のあるところとないところがあり，制度自体も様々であり，支給額も年間10,000円とか月5,000円とかさまざまである。

## おわりに

　患者には病変との共存，共生の考え方が大切であり，自覚症状さえなければ赤沈，CRPなどの炎症所見が少々見られても神経質になることはないことを伝えるべきである。

# 文献・要旨

1. Kirsner JB：Bockus Gastroenterology, 4th ed. Chap.124, WB Saunders Co Philadelphia, 1985
   消化器病学のバイブル的教科書。消化器病学を志す医師は一度は通読すべき教科書。
2. 武藤徹一郎：炎症性大腸疾患のスペクトル．医学書院，東京，1986
   日本におけるIBDの代表的教科書。大腸の炎症性疾患を網羅。是非一読を。
3. Kirsner JB, Shorter RG：Inflammatory Bowel Disease, 2nd ed. LEA & Febiger, Philadelphia, 1980
   IBDを専門とする医師には必ず読んでほしい教科書。
4. Wilks S, Moxon W：Lectures on pathological anatomy. 2nd ed. London：J&A Churchill, 1875
   潰瘍性大腸炎としての最初の記載とされる（大腸の炎症の項で）。
5. 稲田龍吉：重症大腸炎ニ就テ。日本消化器病学会雑誌 27（11）：1928
   日本での最初の潰瘍性大腸炎の報告。この頃は数年に1例の症例報告程度。
6. Crohn BB, Ginzburg L, Oppenheimer GD：Regional ileitis. A pathologic and clinical entity. JAMA 99：1323-1329, 1932
   クローン病を一つの疾患単位として記載した最初の論文として有名。
7. 厚生省特定疾患難治性炎症性腸疾患調査研究班（武藤班）平成6年度研究報告書, 1995
   有病率，罹患率などの全国疫学調査報告と各種アンケート集計が報告されている。
8. Truelove SC, Witts IJ：Cortisone in ulcerative colitis. Report on therapeutic trial. Br Med J 2：375,1953
   重症度分類として基本的なものであり，広く用いられている。中等症の比率が高い。
9. Sutherland LR, Martin F, Greer S, et al：5-aminosalicylic acid enema in the treatment of distal　ulcerative colitis, proctosigmoiditis and proctitis. Gastroenterology 92：1894-1898,1987
   排便回数を細分化し，直腸出血や粘膜病変，活動度を付加している（UCDAI）。

10. Seo M, Okada M, Yao T, et al : An index of disease activity in patients with ulcerative colitis.Am J Gastroenterol 87 : 971-976,1992
    潰瘍性大腸炎活動性指標としてスコア化された分類。
11. 飯塚文瑛，ほか：炎症性腸疾患の診断，クローン病．日比紀文編，炎症性腸疾患診療ハンドブック，真興交易医書出版部，東京，p81-114，1999
    内視鏡的活動度指数 colonoscopy activity index：(CSAI) を潰瘍，出血，血管透見像の3要素からスコア化した提案。
12. Truelove SC, Jewell DF : Intensive intravenous regimen for severe attacks of ulcerative colitis. Lancet 1 : 1067-1070,1974
    古典的な強力静注療法の報告（PSL 60mg/日，5日間投与で49例中36例で有効と）。
13. 炎症性腸疾患─潰瘍性大腸炎とクローン病のすべて─，武藤徹一郎，八尾恒良，他編，医学書院，東京，1999
    厚生省班会議の成績が反映された炎症性腸疾患に関する最近の教科書。是非一読を。
14. Katz JA : Medical and surgical management of severe colitis. Semin Gastrointest Dis 11 (1) : 18-32, 2000
    最近の内科的，外科的治療法の進歩に関するレビュー。
15. Mowschenson PD, Critchlow JF, Peppercorn MA : Ileoanal pouch operation : long-term outcome with or without diverting ileostomy. Arch Surg 135 (4) : 465-466, 2000
    器械吻合によるIACAに一時的回腸瘻造設術は必要かという問題に対する論文（不要）。
16. Fonkalsrud EW, Thakur A, Roof L : Comparison of loop versus end ileostomy for fecal diversion after retorative proctocolectomy for ulcerative colitis. J Am Coll Surg 190 (4) : 418-422, 2000
    一時的回腸瘻造設術は双孔式（ループ式）よりも単孔式がよいとの報告。
17. Fukushima T, Sugita A, Koganei K, et al : The incidence and outcome of pelvic sepsis following handsewn and stapled ileal pouch anal anastomosis. Surg Today30 (3) : 223-227,2000
    Jパウチ手術210例の術後合併症を検討，機械吻合の合併症が少ないと報告。

18. Belliveau P, Trudel J, Vasilevsky CA, et al：Ileoanal anastomosis eith reservoirs：complication　and long-term results. Can J Surg 42（5）：345-352, 1999
    Jパウチ手術後の早期, 晩期合併症率の報告（合併症率が高い）。
19. Heuschen UA, Heuschen G, Herfarth C：Ileoanal pouch as rectal substitute. Chirurg 70（5）：530-542, 1999
    難治性 Pouchitis や癌化に関する報告。
20. Riley SA, Lecarpentier J, Mani V, et al：Sulphasalazine induced seminal abnormalities in ulceeative colitis：results of mesalazine substitution. Gut 28（8）：1008-1012, 1987
    サラゾピリンの精子副作用（運動能低下, 数減少, 形態異常）の報告。
21. 日本消化器病学会クローン病検討委員会編：クローン病診断基準（案）．日消病会誌73：1467,1976
    以前のクローン病診断基準（案）。
22. Wells AB, McMilan I, Peice AD, et al：Natural history of indeterminate colitis. Br J Surg 78：179-181,1991
    indeterminate colitis の自然史に関する報告。
23. 松枝啓, 正田良介, 梅田典嗣, 他：Crohn 病における再燃予防効果．太田編：消化器病学の進歩　'85, 日本医学館, p174-176,1985
    50％を ED, 残りを低脂肪・低残渣食とする栄養療法による再燃・再入院予防効果を報告。
24. Derkx B, Taminiau J, Radema S, et al：Tumor-necrosis-factor antibody treatment in Crohn's disease. Lancet 342：173-174,1993
    抗TNF-α抗体が有効であるとの最初の報告。
25. Moskovitz D, McLeod RS, Greenberg GR, et al：Operative and enviromental risk factors for　recurrence of Crohn's disease. Int J Colorectal Dis 14（4-5）：224-226, 1999
    CD 術後再発のリスクファクターとして喫煙が関与しているとの報告。
26. Yamamoto T, Keighley MR：Long-term results of strictureplasty without synchronous resection for jejunoileal Crohn's disease. Scand J Gastrenterol 34（2）：180-184, 1999
    35歳未満の CD 術後再発リスクが高く, 性差, 病悩期間, 喫煙は関係ないと

の報告。

27. Yamamoto T, Keighley MR : Proctocolectomy is associated with a higher complication rate but carries a fewer recurrence rate than total colectomy and ileorectal anastomosis in Crohn's colitis. Scand J Gastrenterol 34 (12) : 1212-1215, 1999
    大腸型CDには合併症は多いが，再燃率が低い大腸全摘・回腸瘻造設術がよいと報告。
28. Kroesen AJ, Buhr HJ : Anorectal fistulas in Crphn's disease. Zentralbl Chir 124 (Suppl 2) : 34-38, 1999
    CDの約40%に肛門病変が合併，10～15%は先行発症し，その約30%は自然治癒。
29. Yamamoto T, Bain IM, Connolly AB, et al : Outcome of strictureplasty for duodenal Crojn's disease. Br J Surg 36 (2) : 259-262, 1999
    CD十二指腸狭窄に対しては狭窄形成術よりバイパス術の方が無難との報告。
30. Crohn BB, Rosenberg H : The sigmoidoscopic picture of chronic ulcerative colitis (non-specific). Am J Med Sci 170 : 220-228, 1925
    UCに大腸癌合併のリスクが高いとした最初の論文。
31. Richards ME, Robert RR, Francis CN : Crohn's disease-associated carcinoma : A pporly recognized complication of inflammatory bowel disease. Ann Surg 209 : 764-773, 1989
    CDに合併する小腸・大腸癌の頻度が高いことを報告。
32. Weedon DD, Shorter RG, Ilsrup DM, et al : Crohn's disease and cancer. N Engl J Med 289 : 1099-1103, 1973
    CDに合併する大腸癌のリスクは罹病期間が長くなると増大すると報告。
33. Riddell RH, Goldman H, Ranshoff DF, et al : Dysplasia in inflammatory bowel disease : Standardized classiification with provisional clinical application. Hum Pathol 14 : 931-968, 1983
    dysplasiaが他部位に大腸癌を合併しているリスクであるとした論文。
34. 武藤徹一郎，若狭治毅，喜納勇，他：潰瘍性大腸炎に出現する異型上皮の病理組織学的診断基準－surveillance colonoscopyへの応用を目的とした新判定基準の提案．日本大腸肛門病会誌 47 : 547, 1994
    厚生省班会議（武藤班）から潰瘍性大腸炎異型上皮の病理組織学的診断基準が示された。

# 索　引

## A
ACTH ················································13, 14, 18

## B
bacterial translocation ································37
Brooke/Kock 法 ·············································24

## C
CDAI ··························································30, 31
cobble stone appearance ·························35
Crohn's disease ············································1
CRP································································13

## D
DALM（dysplassia associated lesion or mass）··················································51
DDS：Drug Delivery System ·······21, 45
Drainage Seton 法······································48
dysplasia ·········································27, 51, 52

## E
ENTCORT ENEMA ····································16

## F
5-ASA ···························································14
fat creeping ·················································36

## G
GBF ·························································22, 58

## H
GCAP ·························································20, 21, 45, 55
granulocyte-apheresis ·······························21

## H
Heinke-Mikulitz 型 ·································45, 46
HGD（high grade dysplasia）···············51
home elemental enteral
hyperalimentation：HEEH ················39

## I
IAA ·································································24
IACA ······························································24
IBD-1 ····························································60
ICAM-1 ························································45
idiopathic inflammatory bowel disease
（IIBD）·························································1
IND（indefinite）········································51
indeterminate colitis（IND）
 ···············································1, 27, 36, 53
inflammatory bowel disease ····················1
Infliximab ······················································44
infusion pump ············································39
intractable UC ···············································9
IOIBD ···························································30
IRA ··························································24, 26

## J
J-パウチ手術 ···············································26
Jパウチ ··························································55

71

| | |
|---|---|
| LCAP ··············································19, 20, 21, 45 | |
| leucocyte-apheresis ······························21 | |
| LGD（low grade dysplasia）···············51 | |

## M

mild·······················································································11
moderate ············································································11

## N

n-3系 ·······································································42, 44
n-6系 ·······································································43, 44

## P

p53 ·······················································································52
pouchitis ············································································26
primary therapy································································37
PSL ······················································································14
PSL強力静注 ···································································19
PSL静注 ············································································18
PSL注腸 ············································································17
PSL動注 ····································································19, 20

## Q

QOL ····················································································19

## R

regional ileitis ··································································2

## S

SAA······················································································13
SASP ··········································································14, 17
severe ·················································································11
6-MP ·················································································15
SP ·························································································14
supplementation ································································37

## T

TEEH ··················································································40
TEN ·····································································13, 37, 38
TNF-α ················································································60
TNF-α受容体結合蛋白 ················································44
total elemental enteral hyperalimentation：
TEEH ··················································································39
TPN ·····································································13, 37, 39
T細胞··················································································53

## U

ulcerativecolitis ································································1

α2グロブリン··································································13
αリノレン酸 ····························································42, 44
β-ヒドロキシサンショール ·······································62
ω3系脂肪酸 ····································································62
ω6系動物性脂肪酸·······················································62

## あ

亜鉛欠乏 …………………………………62
アザチオプリン …………………………15
アゾ結合 …………………………………14
アゾ色素 …………………………………14
アダカラム ………………………………22
アフタ ……………………………………34
アメーバ原虫 ……………………………12
アメーバ性大腸炎 …………………10, 53
アメーバ赤痢 ……………………………36
アンテドラッグ（ニューステロイド）
　　　　　　　　　　　　　　…16, 55

## い

イースト菌 ………………………………58
医科学国際組織委員会 ……………………2
異形成 ……………………………………52
一時的回腸瘻 ……………………………57
一時的回腸瘻造設術 ……………………24
一期的手術 ………………………………24
遺伝子異常 ………………………………60
遺伝的素因（HLA）……………………53
イムラン …………………………………15
医療受給者証 ………………………………3
陰窩膿瘍 …………………………………12
インスタント内視鏡検査 ………………54
インフォームドコンセント ……………47

## う

ウズラ卵 …………………………………42

## え

永久的回腸瘻造設術 ……………………48
永久的人工肛門 …………………………64
栄養管理 …………………………………42
栄養士 ……………………………………42
栄養指標 …………………………………60
栄養評価分析 ……………………………42
栄養補給 …………………………………37
栄養療法 ……………………………37, 62
壊疽性膿皮症 ………………23, 27, 40, 49
エストロゲン ……………………………59
エレンタール ………………37, 38, 61, 62
炎症性サイトカイン ………………44, 60
炎症性腸疾患 ………………………………1
炎症マーカー ………………………13, 60
遠心法 ……………………………………21

## か

外科治療 ……………………………20, 22, 45
回腸直腸吻合 ………………………24, 26, 48
回腸嚢肛門管吻合 ………………………24
回腸嚢肛門吻合 …………………………24
回腸末端炎 …………………………………2
回腸末端病変 ……………………………50
回腸瘻 ……………………………………24
回腸瘻造設術 ………………………23, 48
潰瘍性大腸炎 ………………………………1
風邪薬 ……………………………………63
家族内発症 ………………………………60
活性酸素 …………………………………53
活動期 ………………………………30, 58, 63
合併症 ……………………………………20
カテニン …………………………………52

過敏性大腸症候群 …………………33
顆粒球除去療法 ……………20，21
カルシウム ………………………28
癌 …………………………………27
癌化 ………………………………20
緩解維持 ……………………16，41
緩解維持療法 ……18，38，55，62
緩解期 ………………………30，63
緩解導入 ……………………16，49
緩解導入後 …………………40，58
関節病変 …………………………40
完全経腸栄養 ……………………37
眼病変 ……………………………40
がん保険 …………………………64
ガンマグロブリンの大量療法 …19，20

### き

器械吻合 …………………………26
喫煙 ………………………………47
キャリアー ………………………14
キュウ帰膠艾湯 …………………62
救急・緊急手術 ……………22，23
球除去療法 ………………………19
急性激症型 ………………………7
急性虫垂炎 ………………………33
急性電撃型 ………………………7
狭窄 …………………………35，49
狭窄形成術 ………45，46，47，48
狭窄病変 …………………………61
強直性脊椎症 ………………27，49
強度 ………………………………11
強力静注療法 ……………………19

### く

局所治療 ……………………11，17
虚血再灌流現象 …………………60
虚血性大腸炎 ……………………34
金属ステント ……………………49
クローン病 ………………………1

### け

軽症 …………………………6，30
継続申請 …………………………65
経腸栄養 …………………………64
経腸栄養療法 ……………………38
軽度 ………………………………11
外科手術 …………………………39
血液検査 …………………………13
結核 ………………………………13
結核性肉芽腫 ……………………36
月経異常 …………………………59
血小板数 …………………………13
血清抗体価 ………………………12
血清コルチゾール値 ……………55
結節性紅斑 ………………………49
血沈 ………………………………13
原因療法 …………………………53
嫌気性菌 …………………………15

### こ

抗TNF-α …………………………44
抗TNF-α抗体 ……………………44
抗TNF抗体療法 ……………24，27
高位筋間痔瘻 ……………………48
高カロリー ………………………62
坑原 ………………………………53

| | | | |
|---|---|---|---|
| 高浸透圧下痢 | 38 | サンデイミュン | 15 |
| 抗生剤 | 19 | 3分割投与 | 16 |
| 厚生施設 | 64 | | |
| 抗生物質 | 63 | **し** | |
| 高蛋白 | 62 | シアル酸 | 13 |
| 口内炎 | 33 | 敷石像 | 33, 35, 36 |
| 抗不安薬 | 54 | ジゴキシン | 29 |
| 肛門病変 | 33, 35 | シソ油 | 44 |
| 骨粗鬆症 | 28 | 下掘れ潰瘍 | 23 |
| 骨盤直腸窩痔瘻 | 48 | 脂肪吸収障害 | 50 |
| 骨盤内感染症 | 26 | 脂肪酸欠乏 | 61 |
| 骨密度（骨量） | 28 | 脂肪量 | 40 |
| | | 社会保険 | 64 |
| **さ** | | 充影法 | 13 |
| サーベイランス | 27, 52 | 重症 | 6, 30 |
| 催奇作用 | 59 | 重症度 | 31 |
| サイクロスポリンA | 15 | 重症度診断 | 17 |
| サイクロスポリンの静注療法 | 19, 20 | 重症度診断基準 | 7 |
| 柴胡桂枝湯 | 62 | 重症認定基準 | 65 |
| 再々手術率 | 46, 47 | 重症例 | 18, 19 |
| 再手術率 | 46, 47 | 十全大補湯 | 62 |
| 在宅経腸栄養療法 | 39 | 縦走潰瘍 | 33, 35, 36, 46, 61 |
| 在宅経腸成分栄養療法 | 40 | 十二指腸狭窄 | 48 |
| 再燃緩解型 | 6 | 縦列アフタ | 33 |
| 再燃率 | 41 | 術後栄養療法 | 45 |
| 細胞性免疫能 | 37 | 術後累積再発率 | 46 |
| 柴苓湯 | 62 | 術中内視鏡診断 | 45 |
| 坐骨直腸窩 | 48 | 授乳 | 59 |
| 坐剤 | 55 | 腫瘍 | 35 |
| 左側大腸炎 | 6, 8, 56 | 障害基礎年金 | 64 |
| サラゾピリン | 13, 14 | 障害年金 | 64 |
| サラゾピリン（ペンタサ） | 56 | 消化態栄養剤 | 37, 41 |
| サリドマイド | 45 | 小腸型 | 30, 46 |

| | |
|---|---|
| 小腸型クローン病 | 14, 32 |
| 小腸機能障害 | 63 |
| 小腸造影検査 | 61 |
| 小腸大腸型 | 30 |
| 小範囲切除 | 45, 47 |
| 傷病手当金 | 64 |
| 初回発作型 | 7 |
| 食事制限 | 62 |
| 止痢剤 | 13 |
| 自律神経失調 | 54 |
| 痔瘻 | 48 |
| 心筋障害 | 62 |
| 人工肛門周囲皮膚炎 | 64 |
| 心身症 | 54 |
| 身体障害者手帳 | 64 |
| 身体障害者福祉法 | 64 |
| 診断基準 | 33 |
| 診断要領 | 33 |
| 心理学的要因 | 2 |

## す

| | |
|---|---|
| 膵炎 | 50 |
| スキップ病変 | 35 |
| ステロイド | 56 |
| ステロイド剤 | 13, 15, 55 |
| ステロイド坐剤 | 15 |
| ステロイドパルス療法 | 16 |
| ステロネマ | 14, 55 |
| スライド方式 | 40 |
| スルファサラジン | 14 |
| スルフアピリジン（SP） | 14, 29 |

## せ

| | |
|---|---|
| 精神安定剤 | 54 |
| 精神症状 | 28 |
| 性腺刺激ホルモン | 59 |
| 整腸作用 | 43 |
| 成長障害 | 23, 27 |
| 成分栄養剤 | 37 |
| 生命保険 | 64 |
| 生理不順 | 59 |
| 節性紅斑 | 27 |
| 絶対的適応 | 23, 45 |
| 接着因子 | 53 |
| セレン | 61 |
| セレン欠乏 | 62 |
| 穿孔 | 49 |
| 染色体 | 60 |
| 全大腸炎 | 8 |
| 全大腸炎型 | 6, 52 |
| 全大腸内視鏡検査 | 10 |
| 仙腸関節炎 | 27 |

## そ

| | |
|---|---|
| 早期合併症 | 26 |
| 双孔式（ループ式） | 26 |
| 相互作用 | 29 |
| 相対的手術適応 | 23 |
| 相対的適応 | 45 |
| ソルメドロール | 14 |

## た

| | |
|---|---|
| 体育授業 | 59, 63 |
| 待機手術 | 22 |
| 待機的手術 | 23 |

| | |
|---|---|
| 大建中湯 …………………………62 | 直腸断端閉鎖術式 ………………48 |
| 大腿骨頭壊死 ……………………28 | |
| 大腸型 …………………30, 32, 47 | **て** |
| 大腸癌 ……………………………51 | 低位筋間痔瘻 ……………………48 |
| 大腸全摘術 …………………52, 57 | 低栄養 ……………………………64 |
| 大腸内視鏡 ………………………61 | 低残渣食 …………………………62 |
| 多形滲出性紅斑 …………………49 | 低脂肪食 …………………………62 |
| 単球 ………………………………53 | デキサメサゾン …………………14 |
| 単孔式 ………………………26, 57 | 鉄欠乏性貧血 ……………………50 |
| 男性不妊 …………………………29 | 手縫い吻合 ………………………26 |
| 胆石 ………………………………50 | 伝染病 ……………………………60 |
| 短腸症候群 …………………47, 64 | |
| タンナルビン ……………………15 | **と** |
| 蛋白質 ……………………………28 | 糖尿病剤 …………………………29 |
| | 動物性脂肪 ………………………43 |
| **ち** | 特定疾患 …………………………65 |
| 中心静脈栄養 ……………………37 | |
| 虫垂瘻 ………………………21, 56 | **な** |
| 注腸造影検査 ………………10, 61 | 内科治療 …………………………20 |
| 中等症 …………………6, 18, 30 | 内視鏡検査 ………………………10 |
| 中等度 ……………………………11 | 内視鏡的活動度 …………………10 |
| 中毒性巨大結腸症 ………………20 | 内視鏡的バルーン拡張術 ………49 |
| 腸管外合併症 ……………………27 | 難治性潰瘍性大腸炎 ………………8 |
| 腸管合併症 ………………………27 | 難治性の Pouchitis ………………27 |
| 腸管切除 …………………………46 | 難病 ………………………………64 |
| 長期予後 …………………………26 | |
| 腸結核 ……………………………36 | **に** |
| 腸性関節炎 ………………………40 | 肉芽腫性炎症性疾患 ………………2 |
| 調理実習 …………………………42 | ニコチン注腸 ……………………22 |
| 腸瘻 ………………………………49 | ニコチンパッチ …………………22 |
| 直腸炎 …………………………8, 55 | 二重造影像 ………………………13 |
| 直腸炎型 ………………………6, 15 | ニューステロイド（アンテドラッグ） |
| 直腸鏡 ……………………………10 | ……………………………………56 |

77

乳糖アレルギー …………………58
乳糖不耐症 ………………………58
乳糖分解酵素 ……………………58
尿路結石 …………………………50
妊娠 ………………………………63
妊娠初期 …………………………59
人参湯 ……………………………62

## は

ハイドロコーチゾン ……………14
バイパス術 ………………………48
排便機能障害 ……………………26
パウチ肛門吻合術 ………………47
パウチ手術 ……………24, 27, 52, 58
ばち状指 …………………………49
発芽大麦 ……………………22, 58
発癌 …………………………15, 63
発癌リスク ………………………51
白血球除去療法 …………20, 21, 27
パルス療法 ………………………56
ハルトマン手術 …………………48
晩期合併症 ………………………26
パン酵母 …………………………58
半消化態栄養剤 ……………37, 41

## ひ

ビール酵母 ………………………58
非乾酪性類上皮細胞肉芽腫 …34, 36
微小循環障害 ……………………53
ビタミンB12欠乏性貧血 ………50
ビタミンD ………………………28
ビタミン欠乏 ……………………50
必須脂肪酸 ………………………38

ピットパターン …………………52
ビデオ拡大内視鏡 ………………52
ヒト型モノクローナル抗TNF-α抗体
　…………………………………44
非特異性炎症性疾患 ………………2
皮膚炎 ……………………………61
標準術式 …………………………45
病変治療 …………………………37
びらん（アフタ）………………35
微量元素 …………………………61
微量元素欠乏 ………………49, 62

## ふ

フィブリノーゲン ………………13
フェロベリンA …………………15
腹腔鏡下手術 ……………21, 47, 58
副腎機能不全 ……………………59
不整形潰瘍 ………………………34
ブデソナイド ……………14, 56, 57
フラジール …………………15, 27
プレアルブミン …………………35
プレドニゾロン …………………14
プレドニン ………………………13
プロゲステロン …………………59
プロパデルムクリーム ……17, 57
プロピオン酸ベクロメサゾン …14, 56
分岐アミノ酸 ……………………61
分子病理学 ………………………52

## へ

ペクチン …………………………43
ベクロメサゾン …………………54
ペンタサ ……………………13, 14

## ほ

膀胱直腸機能障害 …………………63, 64
縫合不全 ……………………………57
保険適応 ……………………………58

## ま

マグネシウム ………………………28
マクロファージ ……………………53
マラソン ……………………………60
満月様顔貌 …………………………55
慢性持続型 …………………………7

## み

ミオパチー …………………………28
ミヤリサン …………………………15

## む

ムーンフェイス（満月様顔貌）……55

## め

メサラジン …………………………14
メチルセルロース …………………57
メディカルソーシャルワーカー（MSW）
……………………………………65
メトロニダゾール ……………15, 63
メニューカード ……………………42
メルカプトプリン …………………45
免疫機序 ……………………………60
免疫病理学的機序 …………………2
免疫抑制剤 …………13, 15, 27, 55, 63

## も

盲腸瘻 ……………………………21, 56

## や

夜間在宅経腸栄養 …………………40
薬物療法 ………………………37, 39

## ゆ

有病率 ………………………………5

## よ

葉酸欠乏性貧血 ……………………49

## ら

酪酸プロピオン酸ヒドロコルチゾン …56
ラックビー …………………………15

## り

罹患率 ………………………………5
リスクファクター ……………47, 51
リドカイン注腸 ……………………22
リノール酸 …………………………43
罹病期間 ……………………………51
罹病範囲 ……………………………51
療法 …………………………………20
リンデロン坐剤 ……………………14

## る

累積再燃率 …………………………47
ループ（双孔）式 …………………57

## れ

レセプター …………………………55
レチノール結合蛋白 ………………35
裂溝 …………………………………35

| ろ | わ |
|---|---|
| ロイケリン …………………15 | ワーファリン …………………29 |

© 2001　　　　　　　　　　　　　　　第 1 版発行　平成 13 年 10 月 19 日

実地医家のための
**炎症性腸疾患診療マニュアル**
――昔の常識・今の非常識――

定価（**本体 1,700 円＋税**）
書籍小包送料 ￥310

|検印省略|

著　者　　　　澤　田　俊　夫

発行者　　　　服　部　秀　夫
発行所　　**株式会社 新興医学出版社**
〒113-0033　東京都文京区本郷 6 丁目 26 番 8 号
　　　電話　03（3816）2853　　FAX　03（3816）2895

印刷　株式会社 藤美社　　　ISBN4-88002-443-0　　　郵便振替　00120-8-191625

・本書の複製権・翻訳権・譲渡権・公衆送信権（送信可能化権を含む）は株式会社新興医学出版社が所有します。
・**JCLS**〈(株)日本著作出版権管理システム委託出版物〉
本書の無断複写は著作権法上での例外を除き禁じられています。複写される場合は，その都度事前に(株)日本著作出版権管理システム（電話 03-3817-5670，FAX 03-3815-8199）の許諾を得てください。